国家出版基金项目

临床手绘手术图谱丛书

名誉总主编　陈孝平　赵继宗　韩德民　宋尔卫　范先群
执行总主编　徐国成

心脏外科
手绘手术图谱

精准手绘 + 操作视频 + 要点注释

顾　问　王辉山
主　编　徐国成　张　永　韩秋生
副主编　章志伟　齐亚力　方敏华
　　　　陶登顺　赵盛云　张芳晓

人民卫生出版社
·北京·

编 者

（按姓氏笔画排序）

王 可　中国医科大学附属第一医院

王治上　中国人民解放军北部战区总医院

方敏华　中国人民解放军北部战区总医院

刘 涛　中国人民解放军北部战区总医院

齐亚力　中国医科大学医学人文学院

孙 磊　中国医科大学附属盛京医院

李 宁　中国人民解放军北部战区总医院

杨 箫　中国医科大学附属第一医院

张 永　中国人民解放军北部战区总医院

张芳晓　中国医科大学附属第一医院

张春振　中国人民解放军北部战区总医院

单 伟　锦州医科大学基础医学院

赵科研　中国人民解放军北部战区总医院

赵盛云　中国医科大学附属第一医院

荆玉辰　中国医科大学附属第一医院

徐 殊　中国人民解放军北部战区总医院

徐国成　中国医科大学医学人文学院

陶登顺　中国人民解放军北部战区总医院

章志伟　中国医科大学附属第一医院

韩秋生　中国医科大学医学人文学院

出版说明

每一位手术医师的成长都需要资深专家的言传身教，但大型三甲医院资深专家直接带教的资源非常有限。高质量的出版工作无疑是解决这一矛盾的重要抓手。

高质量大型丛书的编写，需要一大批来自不同领域的高水平专家充分发挥各自的优势，并最终实现彼此优势的互补和融合。对于临床手术操作类的出版物，以手绘图为基础，文、图和手术视频的有机结合无疑是最佳的呈现方式。要实现这种呈现方式，需要不同领域专家的优势互补。

为了做好丛书的顶层设计，并保障内容的科学性和权威性，12位院士担任了丛书的名誉总主编和名誉顾问，来自全国30多家单位的40多位国家重点学科带头人担任了各分册的学术顾问。为了实现丛书文、图、视频的有机融合，丛书的作者队伍由来自全国50多家院校的268位医学专家、医学绘图专家和医学教育技术专家共同组成。考虑到绘图和录像制作过程中需要反复的沟通，具有医学绘图优势的中国医科大学和中国人民解放军北部战区总医院的一线骨干专家承担了较多的具体工作。各分册的主编由医学绘图专家和临床专家共同担任，考虑到插图绘制工作需要投入更多的时间，各分册的第一主编大多是绘图专家。

丛书涵盖普通外科、神经外科、胸外科、心脏外科、骨科、整形外科、泌尿外科、妇产科、眼科、耳鼻咽喉科以及肛肠外科共11个手术学科，内容涉及临床常见手术1 000余种，每个手术的内容包括适应证、禁忌证、术前准备、麻醉、体位、手术步骤/要点以及术后处理等，相应的内容都配有手绘插图（手绘插图10 000余幅），并通过二维码融入手术视频近200个。该丛书的内容充分展现了医学与美学、基础医学与临床医学、纸质载体与数字出版的完美结合。

初稿完成后，经过层层筛选和评审，该丛书获得了国家出版基金的资助。这充分体现了行业主管部门和相关评审专家对该丛书编写工作的肯定和支持。期待丛书出版后能得到每一位读者的肯定和支持。

丛书编写委员会顾问

名誉顾问（按姓氏笔画排序）

马 丁 院士　　王 俊 院士　　田 伟 院士　　胡盛寿 院士

郭应禄 院士　　黄荷凤 院士　　戴尅戎 院士

顾问（按姓氏笔画排序）

马建民　首都医科大学附属北京同仁医院

冯杰雄　华中科技大学同济医学院附属同济医院

王 硕　首都医科大学附属北京天坛医院

朱 兰　北京协和医院

王宁利　首都医科大学附属北京同仁医院

庄 建　广东省人民医院

王雨生　空军军医大学西京医院

刘中民　上海市东方医院

王国斌　华中科技大学同济医学院附属协和医院

刘伦旭　四川大学华西医院

王建六　北京大学人民医院

刘继红　华中科技大学同济医学院附属同济医院

王深明　中山大学附属第一医院

李华伟　复旦大学附属眼耳鼻喉科医院

王辉山　中国人民解放军北部战区总医院

李青峰　上海交通大学医学院附属第九人民医院

毛 颖　复旦大学附属华山医院

吴文铭　北京协和医院

毛友生　中国医学科学院肿瘤医院

吴新宝　北京积水潭医院

孔维佳　华中科技大学同济医学院附属协和医院

谷涌泉　首都医科大学宣武医院

辛世杰　中国医科大学附属第一医院

沈　铿　北京协和医院

张建宁　天津医科大学总医院

张潍平　首都医科大学附属北京儿童医院

陈　忠　首都医科大学附属北京安贞医院

陈规划　中山大学附属第三医院

邵增务　华中科技大学同济医学院附属协和医院

金　杰　北京大学第一医院

胡三元　山东大学齐鲁医院

姜春岩　北京积水潭医院

贺西京　西安交通大学第二附属医院

敖英芳　北京大学第三医院

徐国兴　福建医科大学附属第一医院

翁习生　北京协和医院

郭　卫　北京大学人民医院

唐康来　陆军军医大学西南医院

龚树生　首都医科大学附属北京友谊医院

董念国　华中科技大学同济医学院附属协和医院

蒋　沁　南京医科大学附属眼科医院

蒋　青　南京大学医学院附属鼓楼医院

雷光华　中南大学湘雅医院

魏　强　四川大学华西医院

丛书目录

妇产科手绘手术图谱 —— 精准手绘+操作视频+要点注释

眼科手绘手术图谱 —— 精准手绘+操作视频+要点注释

耳鼻咽喉科手绘手术图谱 —— 精准手绘+操作视频+要点注释

神经外科手绘手术图谱 —— 精准手绘+操作视频+要点注释

胸外科手绘手术图谱 —— 精准手绘+操作视频+要点注释

心脏外科手绘手术图谱 —— 精准手绘+操作视频+要点注释

普通外科手绘手术图谱 —— 精准手绘+操作视频+要点注释

泌尿外科手绘手术图谱 —— 精准手绘+操作视频+要点注释

肛肠外科手绘手术图谱 —— 精准手绘+操作视频+要点注释

骨科手绘手术图谱 —— 精准手绘+操作视频+要点注释

整形外科手绘手术图谱 —— 精准手绘+操作视频+要点注释

序

手术是外科、妇产科、眼科、耳鼻喉科等专科治疗疾病的主要方法，也是每一位手术医师必备的能力。这种能力的培养是一个循序渐进的过程，需要将前辈们的学术思想、人文精神、临床经验及手术技巧等提炼并加以融合，精益求精，旨在提高手术治疗的效果。

手术技术的传承需要传帮带，需要良师益友，需要一本好的手术图谱以供参考。要把临床手术以深入浅出的方式讲明白，一定要"图文并茂"，如果能做到图、文和视频相结合则是最理想的呈现方式。随着数码技术的发展，手术照片图的获取比较容易，但对于初学者和低年资医师来说，照片图对手术野解剖结构的呈现不够清晰，手绘线条图则能更好地帮助读者明确手术区域的解剖结构，掌握手术的基本操作步骤。此外，手术操作从某种角度来说是一个局部结构重塑整形的过程，带着美术创作的理念进行手术操作也是每一个优秀的手术医师需要培养的软实力。再者，对于读者来说，手术全过程的浏览，有助于把握手术的全貌，是非常必要的。

为了解决以上核心问题，该套丛书的编写团队不仅包括外科知名专家团队，还组建了优秀的医学美术团队，以及手术视频制作的IT技术团队。10 000余幅手绘插图精准地展示了手术入路和解剖层次结构，1 000余种手术要点的讲解凝聚了编者多年的临床经验，100多种常规手术操作视频呈现了临床手术的全程操作技巧。该丛书以图、文、视频全面展示的方式，将手术操作理论与实践有机结合，将医学与美学完美融合，让读者在掌握手术操作的同时也感受到美学的熏陶，并将美学逐步内化到具体的手术操作中去。

善于继承才能善于创新，基于本来才能开辟未来。该丛书的编写是基于前辈智慧的传承与创新，是在继承中转化，是在学习中超越。丛书体现了每位编者的创新性，更体现了编写团队300多位专家充分沟通、密切合作的集成性。丛书编写的背后凝结了全体创作者多年的心血和汗水，蕴含了临床专家、医学美术和视频拍摄人员的精诚合作，体现了薪火相传的大国工匠精神。

期待该丛书能在知识的传播、文化的传承中结出硕果，以更好地满足人民对医疗卫生服务的新期待！

陈孝平
中国科学院院士

前　言

随着心血管外科专业的迅速发展，不同种类的专业书籍也广泛出版，但由于众多原因，针对手术操作领域的图谱类书籍并不多见，广大外科医师，尤其是基层医院或初入心血管外科领域的医师很难理解一些外科常见问题，或对手术有更深刻的认识，对于手术的理解往往事倍功半。结合图谱可简明有效地阐述临床常见问题，因此我们根据多年临床经验和体会，参考了大量国内外相关文献，编绘此书。

本书主要以图谱形式阐述心血管外科中的核心手术操作，并以简要精练的文字描述。主要内容包括心血管外科常见疾病的手术操作，而较少实施的操作并未纳入。全书有6章，第一章为心外科基础，对于青年医师操作中出现的常见问题都有详细阐述；第二章为先天性心脏病手术，完善了血管环和气管狭窄的手术方式，并以单独章节介绍了Fontan类手术及姑息性分流术；第三章为心脏瓣膜手术，主要绘制了目前国际上较为常用的针对不同瓣膜的成形技术；第四章为冠状动脉粥样硬化性心脏病手术，涵盖了不停跳及停跳搭桥基本技术；第五章为主动脉手术，包含了升主动脉、主动脉弓及降主动脉常见术式；第六章为其他手术，主要是涵盖如心脏肿瘤及心律失常的外科治疗，尤其是Cox Ⅲ型手术。本书文字尽量简明扼要，而插图内容尽量细节化，并针对部分手术制作了手术视频，以此与既往的经典著作相辅相成。

本书笔者尽己所能以简明实用的方式向广大心外科医师呈现心外科手术操作中的基本问题，希望借此对该领域的各位同道有所帮助。由于我们的认识和实践水平有限，书中难免会有许多不足之处，敬请读者斧正。

编　者

2023 年 2 月

目　录

| 第一章 | 第一节 | 切口及体外循环的建立 | 002 |
| 心外科基础 | 第二节 | 心肌保护与引流 | 008 |

第二章	第一节	动脉导管未闭	013
先天性心脏病手术	第二节	房间隔缺损	016
	第三节	三房心	021
	第四节	室间隔缺损	023
	第五节	法洛四联症	028
	第六节	主动脉－肺动脉窗	037
	第七节	右心室双出口	039
	第八节	完全大动脉转位	046
	第九节	先天性矫正大动脉转位	052
	第十节	完全肺静脉异位连接	054
	第十一节	三尖瓣下移畸形	056
	第十二节	完全房室隔缺损	062
	第十三节	肺动脉闭锁合并室间隔缺损	066
	第十四节	室间隔完整的肺动脉闭锁	070
	第十五节	左心室流出道梗阻	071
	第十六节	左心发育不良综合征	075
	第十七节	血管环和气管狭窄	079
	第十八节	主动脉缩窄	084
	第十九节	主动脉弓中断	088

	第二十节	单侧肺动脉异常起源于升主动脉	090
	第二十一节	冠状动脉异常连接于肺动脉	091
	第二十二节	先天性冠状动脉瘘	093
	第二十三节	Fontan 类手术	095
	第二十四节	姑息性分流术	098

第三章	第一节	瓣膜相关基础	104
心脏瓣膜手术	第二节	二尖瓣关闭不全成形手术	106
	第三节	二尖瓣狭窄成形手术	123
	第四节	二尖瓣置换术	125
	第五节	主动脉瓣成形及置换术	130
	第六节	三尖瓣成形及置换术	136

第四章	第一节	桥血管的选择与获取	140
冠状动脉粥样 硬化性心脏病手术	第二节	体外循环下冠状动脉搭桥术	143
	第三节	心脏不停跳冠状动脉搭桥术	149
	第四节	冠状动脉内膜剥脱术	153
	第五节	室间隔穿孔的外科治疗	154
	第六节	室壁瘤切除术	158

| 第五章 | 第一节 | 胸主动脉瘤 | 162 |
| 主动脉手术 | 第二节 | 主动脉夹层手术 | 173 |

| 第六章 | 第一节 | 心房颤动 | 184 |
| 其他手术 | 第二节 | 心脏黏液瘤 | 191 |

参考文献			195
正文中融合的手术视频			197
登录中华临床影像库步骤			199

第一章
心外科基础

第一节

切口及体外循环的建立

第二节

心肌保护与引流

扫描二维码，
观看本书所有
手术视频

第一节   切口及体外循环的建立

一   切口

心脏手术，绝大多数需行胸骨正中切口。皮肤切口的上端要略低于胸骨上窝，一般需全程劈开胸骨，在特殊手术时，可部分劈开胸骨（图1-1-1）。牵开胸骨后，逐层分离，下达膈面，上达胸腺，婴幼儿由于胸腺肥大，可作大部切除。下端可沿膈面向两侧切开心包（图1-1-2）。如可能使用自体心包，应偏向右侧切开心包，可预留出较大面积的心包。

注意：在操作过程中，胸骨应在正中切开，可将示指与中指置于胸骨两侧肋间隙中，以确定切开位置。在切开前，麻醉医生确保双肺处于呼气状态，以保证双侧胸膜完整。

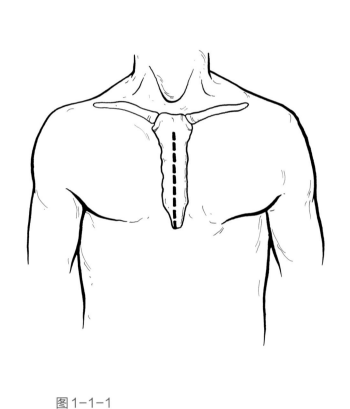

图1-1-1   图1-1-2

二   胸骨闭合

常规使用钢丝闭合胸骨，将钢丝穿过两侧肋间隙，尽量靠近胸骨缘穿出，防止引起胸廓内动脉出血。一般穿4~5根钢丝固定。充分检查胸骨后的出血，尤其是钢丝穿出处。注意钢丝不宜松动，松动的钢丝易造成切割效应。

对于老年患者，或者胸骨哆开二次手术患者，不宜应用常规方法闭合胸骨，应在胸骨两侧分别连续缝合一根钢丝，然后在两侧钢丝的外侧，于肋间隙缝合4~6根钢丝以减少钢丝张力产生的切割效应，而后按照常规方法拧紧（图1-1-3）。

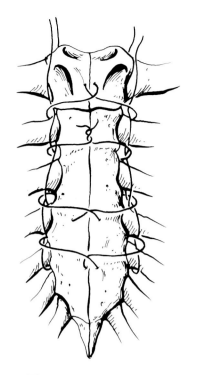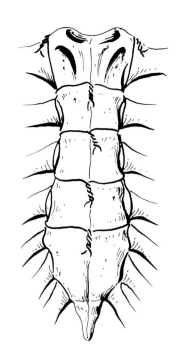

图 1-1-3

三　主动脉插管

ER 1-1-1
体外循环
建立

ER 1-1-2
侧切口体外
循环建立

一般选择近右无名动脉的升主动脉，荷包缝合前，用手指触诊或用超声技术确定有无动脉硬化斑块（特别是年纪大的患者）（图1-1-4）。如果升主动脉较短，可将该处的心包返折向两侧分离。

助手使用直角钳固定主动脉壁外膜，保持主动脉前壁相对固定，一般需要缝置两个相对的荷包线，婴幼儿可缝置单层荷包线，缝合时要达主动脉壁的中层，不可全层，缝合范围要略大于插管直径，主动脉壁菲薄者可加用垫片（图1-1-5）。

插管前用剪刀分离主动脉外膜，用尖刀刺穿动脉壁全层后，直接插入主动脉插管（图1-1-6）。确认插管的开口方向后，立即固定，防止脱落（图1-1-7）。

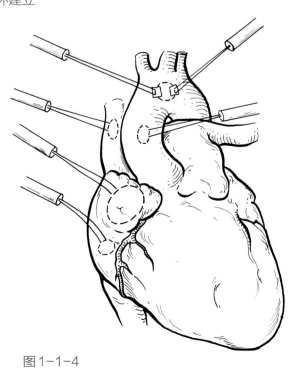

图 1-1-4

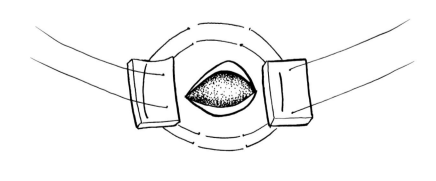

图 1-1-5

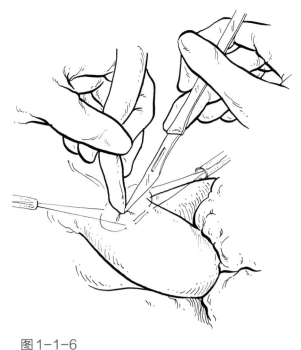

图 1-1-6

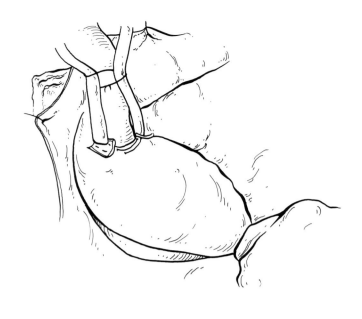

图 1-1-7

注意：如果插管不顺利，千万不可使用暴力强行插管，否则可造成主动脉夹层形成。可用手指尖控制出血，然后用蚊式钳适当扩张主动脉切口，然后再重新插入。如果出血，局部视野不良，可结扎荷包缝线，换位置再重新缝线插管。在插管前一定要确定血压，过高容易造成主动脉夹层，过低容易损伤主动脉后壁。

四　腔静脉插管

若无右心操作，如冠状动脉搭桥手术及主动脉瓣置换手术，单根双级腔-房管也可获得满意的静脉回流，于右心耳行荷包缝合后插入双级导管，将头部插入下腔静脉中，中段测孔位于右心房内（图1-1-8）。可用手指感受头部在下腔静脉所处的位置。若右心耳组织较脆，无法插管，可于心房上选择其他位置插管。这样只需要在右心房上缝一处荷包线，就可简化手术操作。

常规右心房径路手术需上、下腔静脉分别插管，可通过在右心房的荷包线分别插入静脉导管（图1-1-9），下腔静脉一般将荷包缝于下腔静脉和右心房的交界处，以免直接缝合于下腔引起狭窄。这种方法更适用于婴幼儿患者，可以良好地暴露右心房，同时减少上、下腔静脉的狭窄。也可于上腔静脉根部偏内侧缝荷包线插入上腔插管，更适用于成人或儿童（图1-1-10）。

注意：上腔静脉套带时，应在腔房交界的上方1cm左右，以免损伤窦房结。下腔静脉及下腔静脉插管都不宜过长，上腔静脉插入过长易造成奇静脉回流受阻，下腔静脉过长易造成肝静脉回流受阻，都易造成引流不畅。在永存左上腔静脉存在的情况下，如果没有无名静脉，应单独对左上腔静脉插管。

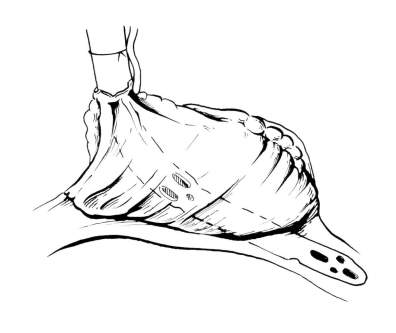

图 1-1-8

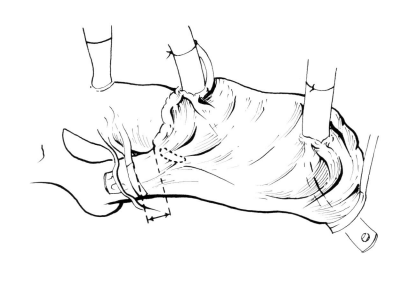

图 1-1-9

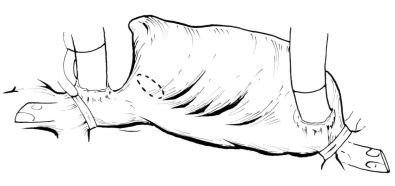

图 1-1-10

五　股动脉插管

如果不能进行升主动脉插管，可行股动脉插管。在腹股沟中内 1/3 处做纵行切口，分离出股总动脉后，分别安置近远端阻断带，阻断欲切开部位的上下端（图 1-1-11），横行切开股动脉，直视下插入动脉管（图 1-1-12），结扎近端阻断带并固定（图 1-1-13）。撤管后，用 5-0 Prolene 线修补切口。

六　腋动脉插管

在主动脉弓部手术需停循环操作时，应进行顺行脑灌注，常通过腋动脉灌注进行。在右侧锁骨中外 1/3 的下方 1~2cm 处做横行切口（图 1-1-14）。分离胸大肌，首先分离出腋静脉并牵向头侧。在其下方即可显露腋动脉，两侧套过阻断带（图 1-1-15），横行切开腋动脉直接插入动脉导管，注意保护血管束头侧的臂丛神经（图 1-1-16），分离过程中严禁使用电刀。

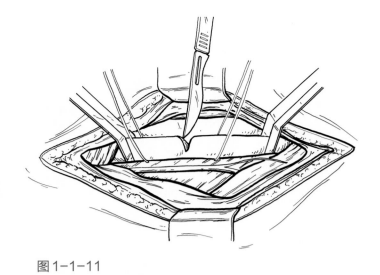

图 1-1-11

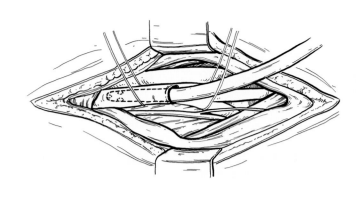

图 1-1-12

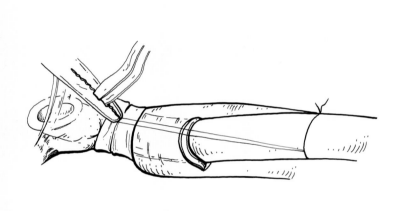

图 1-1-13

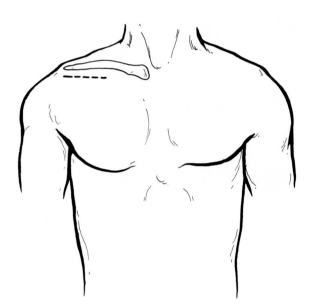

图 1-1-14

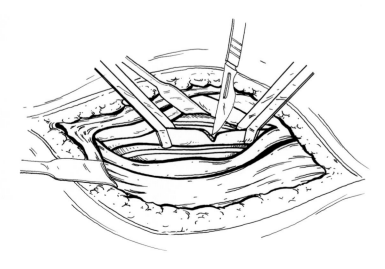

图 1-1-15

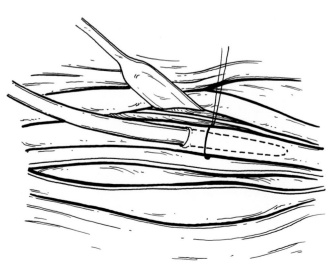

图 1-1-16

因为腋动脉直接插管易造成血管夹层，因此也可使用5-0聚丙烯线将直径8mm的人工血管端侧吻合于腋动脉上，然后使用灌注管插入人工血管中固定（图1-1-17）。手术结束后，可于人工血管根部剪断并缝闭断端。

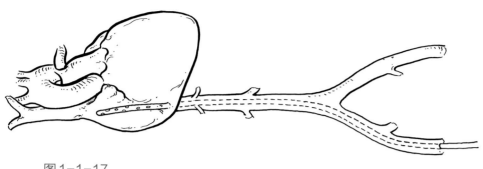

图1-1-17

七　　　经股静脉下腔插管

在二次开胸手术时，为预防开胸时的大出血或者右侧开胸时无法显露下腔静脉，可采用股静脉插管。插管前应使用腔静脉管比照插管处到膈肌的长度，以判断插管后的位置。切口同"股动脉插管"。插入静脉管时，一定要在导丝引导下进行操作，碰到阻力时不可用暴力，一旦静脉损伤出血，难于处理，插管的深度要达右心房（图1-1-18）。

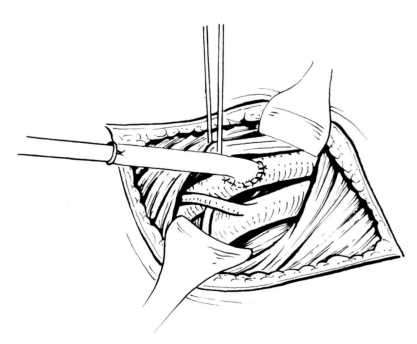

图1-1-18

第二节　心肌保护与引流

一　　主动脉根部直接灌注

当施行主动脉瓣或左心室流出道相关手术需切开主动脉根部时，可使用手持式、头部带有一圈侧孔可调节的 L 型冷灌管直接灌注每个冠脉的开口，直接压住冠状动脉开口周围的主动脉壁（图1-2-1）。而对于婴幼儿患者的灌注，常使用柔软的球型头灌注管，这种灌注管不宜进入冠脉开口过深，尤其是左主干较短的患者，进入过深容易造成灌注管开口阻塞，引起灌注不良或不均（图1-2-2）。

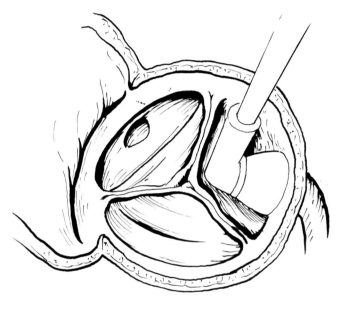

图1-2-1

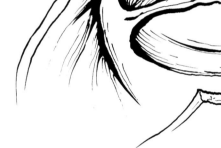

图1-2-2

二　　冠状静脉窦逆行灌注

打开右心房后，可在冠状静脉窦的开口内使用5-0 Prolene线缝合一个荷包，然后插入逆行灌注管，或者直接使用手动调节球囊的灌注管灌注，此处操作应尤其注意缝合在开口内，不要损伤传导组织（图1-2-3）。

三　　心脏的引流

常规经卵圆孔引流，切开右心房后，可直接经一心内引流管置入卵圆孔内引流左心，无卵圆孔患者可于卵圆窝处切开。左心手术时常规应用经右上肺静脉的左心室引流，也可用于手术

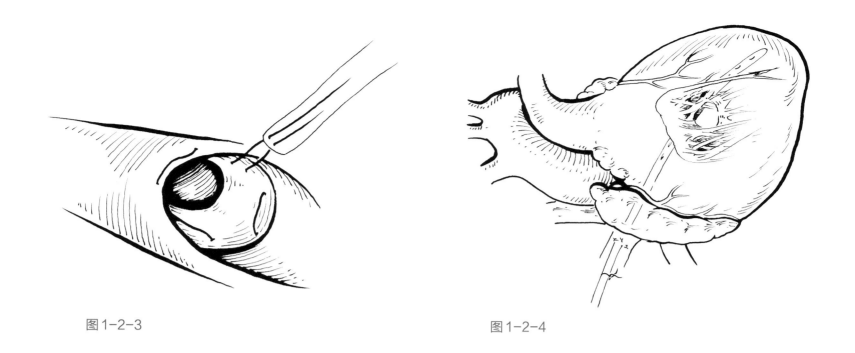

图 1-2-3

图 1-2-4

操作后的左心室排气（图1-2-4）。在阻断主动脉后，于左上肺静脉缝合一个荷包线，插管经右上肺静脉进入左心房，穿过二尖瓣口到达左心室，切忌用力穿过二尖瓣，易造成乳头肌或左心室损伤。心脏排气是外科手术中至关重要的一个环节，务必要减少气栓的产生。手术常用二氧化碳充满手术术野。

第二章

先天性心脏病手术

第一节

动脉导管未闭

↓

第二节

房间隔缺损

↓

第三节

三房心

↓

第四节

室间隔缺损

↓

第五节

法洛四联症

↓

第六节

主动脉－肺动脉窗

↓

第七节

右心室双出口

↓

第八节

完全大动脉转位

↓

第九节

先天性矫正大动脉转位

↓

第十节

完全肺静脉异位连接

↓

第十一节

三尖瓣下移畸形

↓

第十二节

完全房室隔缺损

↓

第十三节

肺动脉闭锁合并室间隔缺损

↓

第十四节

室间隔完整的肺动脉闭锁

第十五节

左心室流出道梗阻

↓

第十六节

左心发育不良综合征

↓

扫描二维码，
观看本书所有
手术视频

第十七节

血管环和气管狭窄

第十八节

主动脉缩窄

第十九节

主动脉弓中断

第二十节

单侧肺动脉异常起源于升主动脉

第二十一节

冠状动脉异常连接于肺动脉

第二十二节

先天性冠状动脉瘘

第二十三节

Fontan类手术

第二十四节

姑息性分流术

第一节　动脉导管未闭

适 应 证

❶ 动脉导管未闭确诊后都应手术治疗。小婴儿可应用吲哚美辛促进导管闭合，若治疗无效，也应手术治疗。

❷ 早产或婴幼儿若导管粗大，反复出现心衰，应早期手术。

❸ 合并其他心内畸形。

禁 忌 证

❶ 导管依赖型的复杂先心病，不可单独行导管手术。

❷ 严重肺动脉高压患者，出现静息状态下紫绀或肺阻力大于14wood U/m^2。

麻　　醉

全身麻醉。

体位及切口

右侧卧位，左后外侧胸廓切口，左臂之于头部上方，常规第4肋间隙入胸。

体外循环

常规在非体外循环下完成，对于年龄较大且导管粗大的患者，可实现体外循环下手术。

手术步骤

ER 2-1-1
动脉导管
结扎

❶ 动脉导管结扎术　平行于迷走神经切开纵隔胸膜，可按照A或B线切开（图2-1-1），分离出导管下窗（图2-1-2），直角钳由下向上分离（图2-1-3），分离出导管的上窗，应用两根7号丝线穿过导管上、下窗，先结扎降主动脉一侧，后结扎肺动脉侧（图2-1-4）。间断缝合纵隔胸膜（图2-1-5）。

❷ 动脉导管切断缝合术　对于较粗大且短的导管，应行切断缝合术，分离导管同前。先使用两把阻断钳阻断导管（图2-1-6），于两把钳子之间切断导管，使用4-0 Prolene线缝合主动脉端，再缝合肺动脉端（图2-1-7），缝合方式为连续的双层缝合（图2-1-8）。

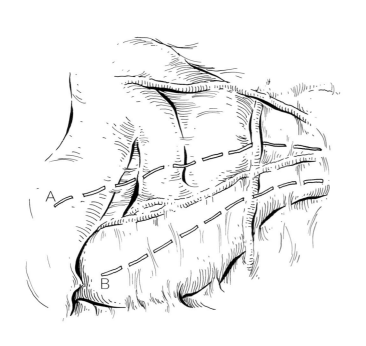

图2-1-1

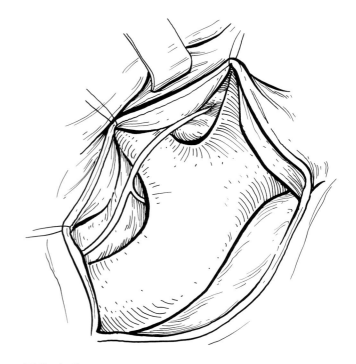

图2-1-2

013

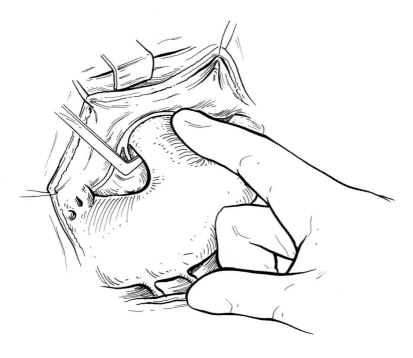

图2-1-3

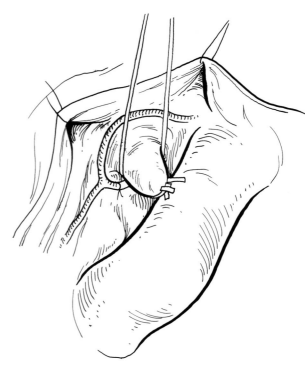

图2-1-4

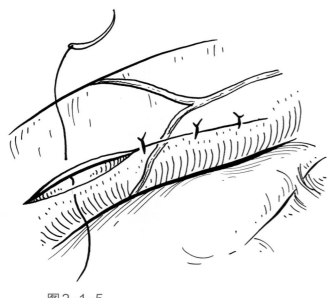

图2-1-5

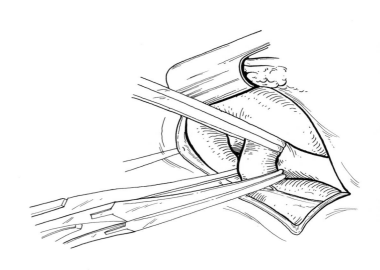

图2-1-6

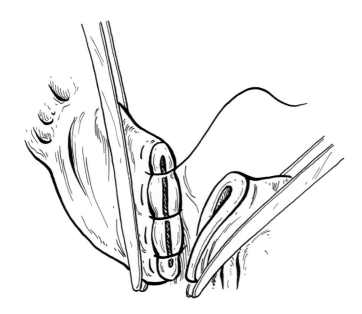

图2-1-7

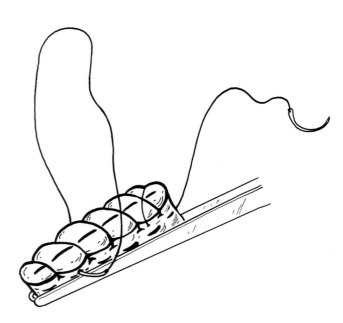

图2-1-8

❸ 体外循环下的导管缝合术　仰卧位，头低位，行胸骨正中切口，在体外循环低流量辅助下纵行切开肺动脉，将带球囊的导尿管置入降主动脉（图2-1-9），并注水打开球囊封闭主动脉至导管的血流，由肺动脉口侧缝合导管（图2-1-10）。

❹ 体外循环下的导管结扎术　同期行其他心脏外科手术，仰卧位，行胸骨正中切口，体外循环并行循环下，向下向右牵拉肺动脉主干，暴露动脉导管（图2-1-11），剪开心包反折，先分离动脉导管的左侧，辨认左肺动脉及动脉导管，使用直角钳穿过导管后侧（图2-1-12），使用两根10号丝线，分别结扎（图2-1-13）。

术中注意　避免误入左肺动脉与动脉导管，注意勿损伤或过分牵拉喉返神经。体外循环下施行手术时，在转流前应将导管尽量分离，转流开始后应尽快阻断导管血流以防灌注肺的发生。术后常规监护，严格控制血压。

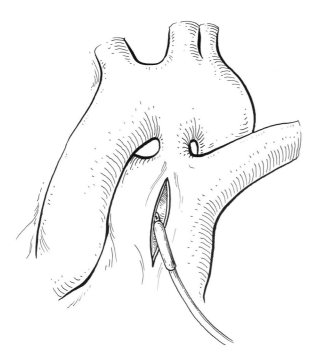

图2-1-9

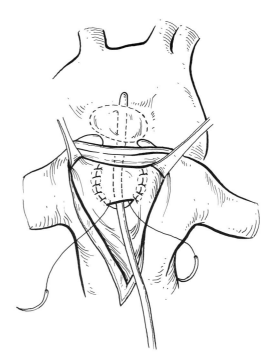

图2-1-10

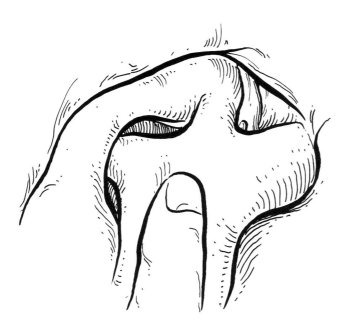

图2-1-11

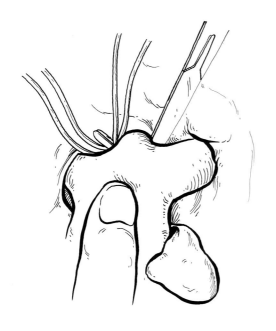

图2-1-12

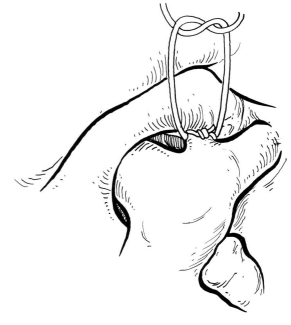

图2-1-13

第二节　房间隔缺损

适 应 证	❶	大于5mm的继发孔房间隔缺损，应在1岁后，学龄前选择手术。
	❷	左向右分流量足够大（Qp∶Qs大于1.5），使右心负荷明显增加的患者，应尽快手术。
禁 忌 证		出现静息状态下紫绀，房水平右向左分流，艾森门格综合征的患者。
麻　　醉		全身麻醉。
体位及切口		仰卧位，胸骨正中切口。
体外循环		常规建立体外循环，轻度低温下完成手术。
手术步骤	❶	继发孔房间隔缺损修补术　对于缺损较小、边缘组织比较厚的患者，可直接缝合。常规于缺损下缘开始行连续缝合（图2-2-1、图2-2-2），缝至最后一针，涨肺排气后再返回缝合第二层。

ER 2-2-1
房缺补片修
补术

对于较大的房间隔缺损，应采用补片修补，常规应用自体心包补片。由房间隔缺损下缘开始缝合，缝至上缘最后一针时（图2-2-3），涨肺排气。

❷ 原发孔房间隔缺损修补术　该手术同部分型房室间隔缺损。首先探查有无室间隔的交通，明确二尖瓣裂的瓣叶及腱索的位置（图2-2-4），注水试验明确二尖瓣裂隙的对合缘位置，间断缝合二尖瓣裂隙的对合缘（图2-2-5），注水试验检测缝合效果，瓣环扩大者，可行瓣膜环缩术（图2-2-6）。使用带垫片的6-0 Prolene线间断水平褥式缝合于室间隔嵴中点处的右心室面，而后继续用6-0 Prolene线水平褥式缝合于右下瓣叶的根部至其

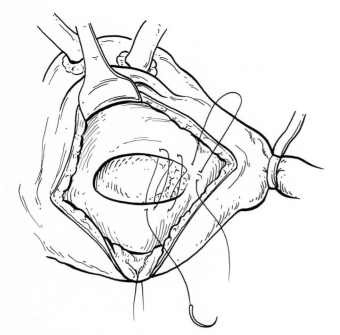

图 2-2-1

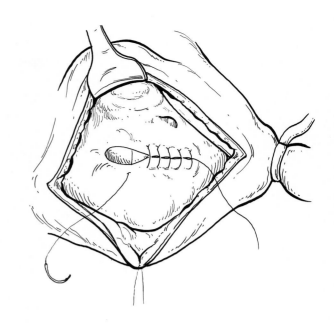

图 2-2-2

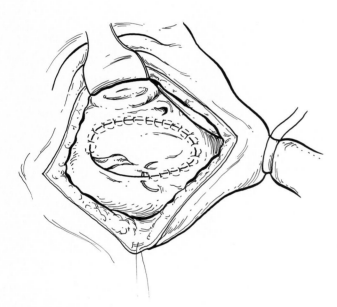

图 2-2-3

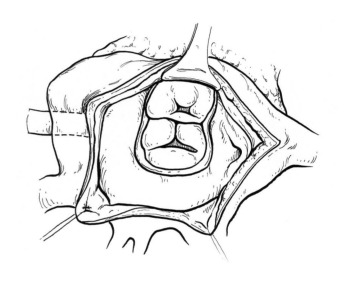

图 2-2-4

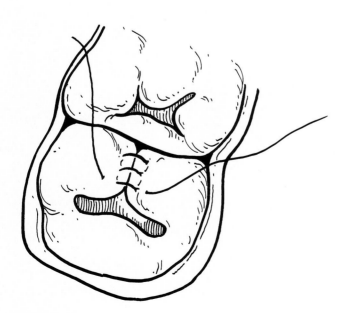

图 2-2-5

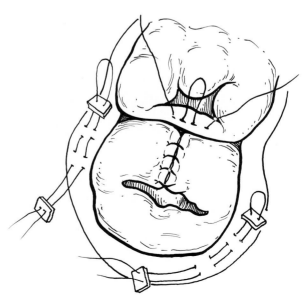

图 2-2-6

交界，穿过补片推下并打结，留一根线继续连续缝合房间隔缺损的后上缘，绕过冠状静脉窦将其隔入左心房（图2-2-7）。也可留一根线经右后瓣中点后，转向冠状静脉窦口，于冠状静脉窦口前缘浅缝，将冠状静脉窦隔入右心房（图2-2-8、图2-2-9）。

注意：如果将冠状静脉窦隔入右心房，应避免损伤传导束。在缝合过冠状静脉窦口后，应再次用注水试验检测有无二尖瓣反流。

❸ 静脉窦型房间隔缺损修补术

（1）上腔静脉窦型房间隔缺损：不合并其他畸形的患者可直接应用自体心包补片修补（图2-2-10、图2-2-11）。

上腔型房缺常合并部分型肺静脉异位连接，将右侧肺静脉引流入上腔静脉。Warden手术：游离右侧肺静脉与上腔静脉的连接处，在右上肺静脉上端横断上腔静脉，近心端封闭，远心端与右心耳吻合（图2-2-12），使用心包缝合板障将肺静脉血流隔入左心房（图2-2-13），缝合右心房切口（图2-2-14）。

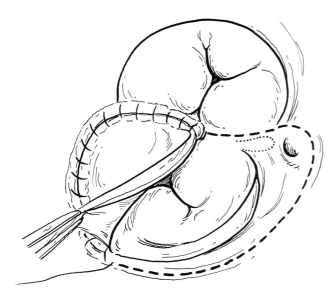

图2-2-7

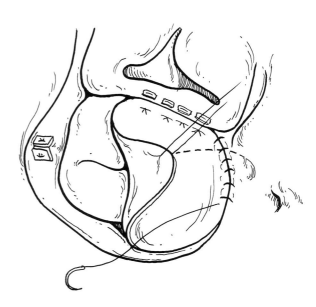

图2-2-8

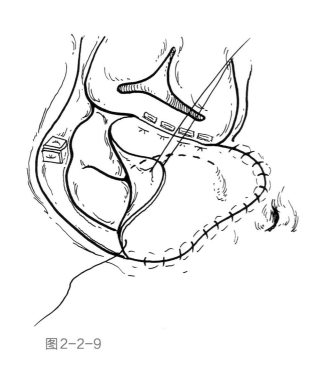

图2-2-9

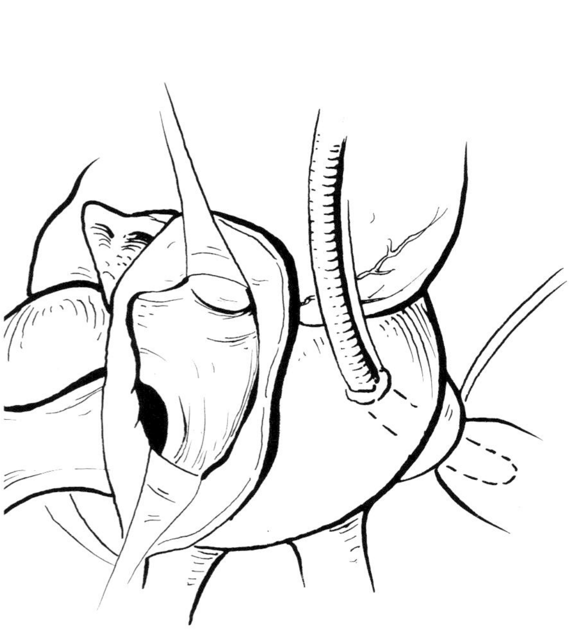

图2-2-10

可以应用心包补片直接将异常肺静脉隔入左心房（图2-2-15、图2-2-16），然后补片扩大右心房（图2-2-17）。

（2）下腔静脉窦型房间隔缺损：该类型少见，也可能合并右侧肺静脉异位连接，称为"镰刀综合征"（图2-2-18），常合并右肺发育不良。可应用自体心包片缝合板障将下腔静脉血流引入左心房（图2-2-19）。

（3）无顶冠状静脉窦型房间隔缺损：常合并永存左上腔汇入左心房（图2-2-20），对于部分无顶的冠状静脉窦，可直接用心包补片修补（图2-2-21），而完全去顶的冠状静脉窦，应扩大房间隔缺损后，使用补片缝合成隧道将左上腔隔入右心房（图2-2-22）。

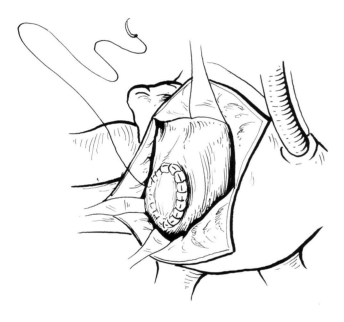

图2-2-11

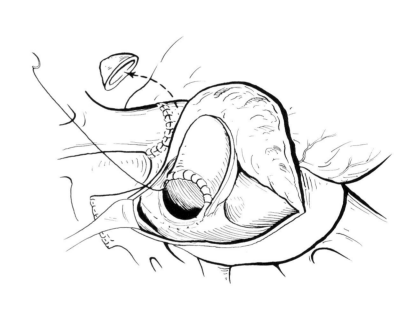

图2-2-12

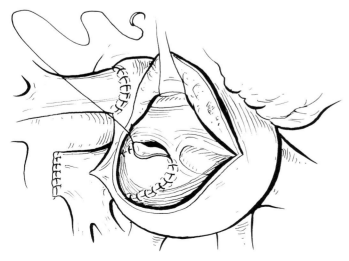

图2-2-13

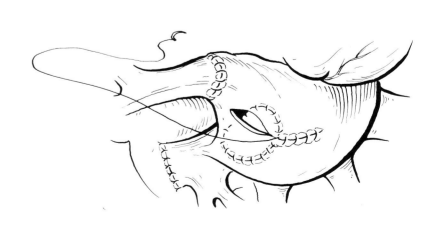

图2-2-14

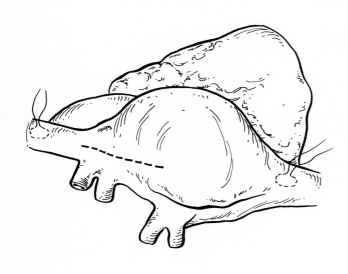

图2-2-15

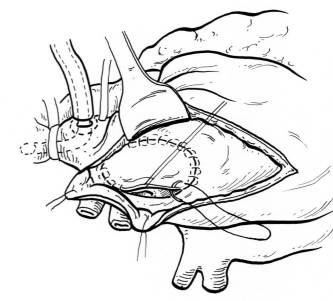

图2-2-16

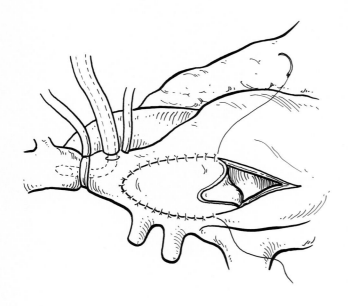

图2-2-17

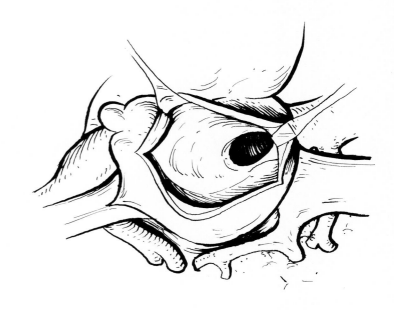

图2-2-18

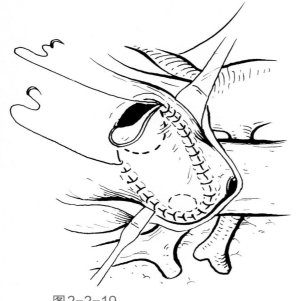

图2-2-19

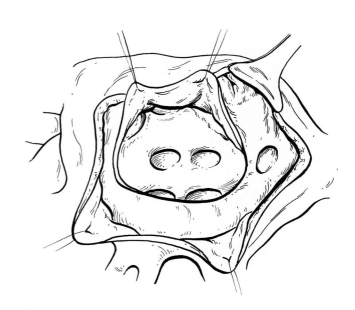

图2-2-20

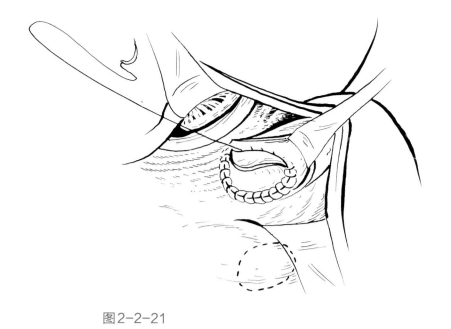

图2-2-21

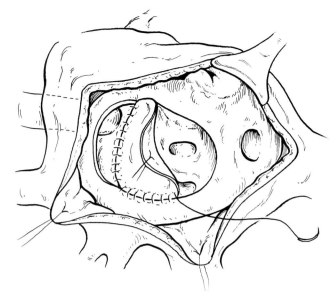

图2-2-22

第三节　　三房心

三房心分型　　经典三房心即 A 型三房心，是指在副房连接所有肺静脉，而真房包含二尖瓣及左心耳。两房之间通过隔膜孔交通（图2-3-1）。

根据房间隔缺损所在位置分为：A1型，副房与右心房通过房缺连接（图2-3-2）。A2型，真房与右心房通过房缺连接（图2-3-3）。

适 应 证　　副房与真性左心房之间存在梗阻，较早出现症状，应在 1 岁内行手术，左心房和左心室血流严重受限，应急诊手术。

麻 　 醉　　气管插管全身麻醉。

体位及切口　　仰卧位，胸骨正中切口。

体外循环　　常规建立体外循环。

手术步骤　　经右心房切口，纵行切开房间隔或将原有房间隔缺损扩大，探查左侧副房内的四支肺静脉开口及交通孔（图2-3-4），直角钳经交通孔探查真房，并切开隔膜，可见二尖瓣口，剔除隔膜（图2-3-5），补片修补房间隔缺损。

ER 2-3-1
侧切口三房
心矫治术

术中注意　　辨别隔膜结构，切勿损伤左心房，尽量切除隔膜结构且避免损伤左心房。同时注意勿损伤二尖瓣瓣叶，鉴别诊断二尖瓣上隔膜。

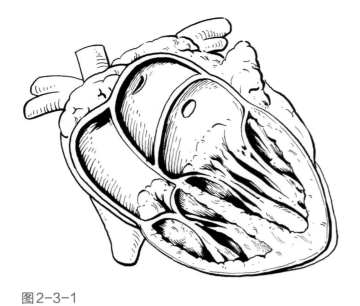

图2-3-1

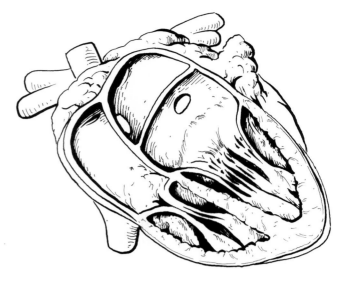

图2-3-2

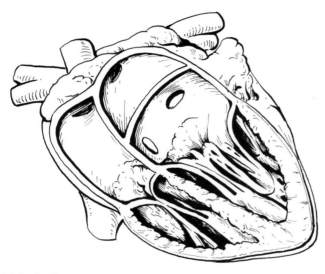

图2-3-3

图2-3-4

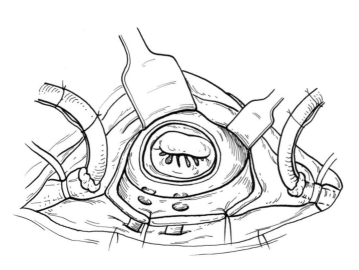

图2-3-5

第四节　室间隔缺损

室间隔缺损 (VSD)分型 （图2-4-1）	❶	膜周部室间隔缺损。
	❷	肌部室间隔缺损。
	❸	肺动脉干下型室间隔缺损。
	❹	流入道型室间隔缺损。

适 应 证　患儿发育迟缓，反复呼吸道感染，充血性心衰，干下型室间隔缺损等都应尽快手术治疗。

禁 忌 证　出现静息状态下紫绀，室间隔水平右向左分流，艾森门格综合征的患者。

麻　　醉　气管插管全身麻醉。

体位及切口　仰卧位，胸骨正中切口。

体外循环　常规建立体外循环。

手术步骤　常规经右心房切口，常规牵引后，探查室间隔缺损（图2-4-2），辨别Koch三角（图2-4-3）。

ER 2-4-1
室间隔缺损
修补术

针对不同室间隔缺损类型，常采用不同切口。肺动脉干下型室缺暴露不佳时，可采取右心室流出道纵切口（图2-4-4）或横切口（图2-4-5）。

❶ 膜周部室间隔缺损修补

（1）连续缝合：于术者对侧（12点钟方向）开始缝合，使用6-0 Prolene线穿过补片（图2-4-6），先逆时针连续缝合至主动脉根部转至隔瓣根部，另一段顺时针浅层缝合于室间隔缺损后下缘的右心室侧（图2-4-7），转至隔瓣根部，然后"城垛"样缝合三尖瓣隔瓣根部。

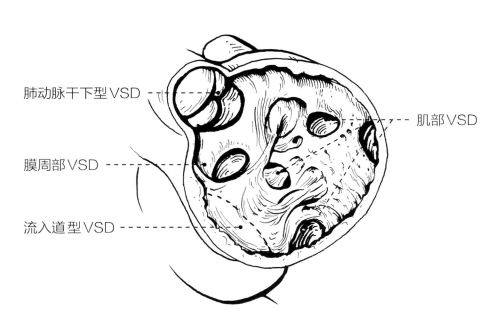

肺动脉干下型VSD ------
膜周部VSD ------
流入道型VSD ------
------ 肌部VSD

图2-4-1

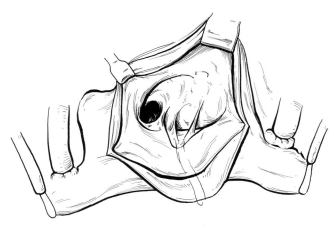

图2-4-2

023

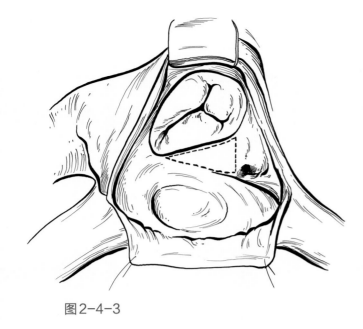

图2-4-3

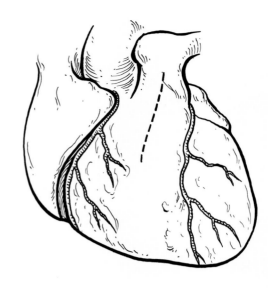

图2-4-4

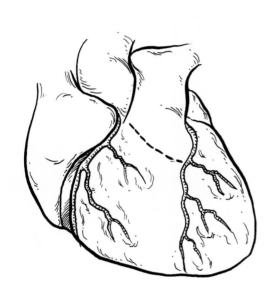

图2-4-5

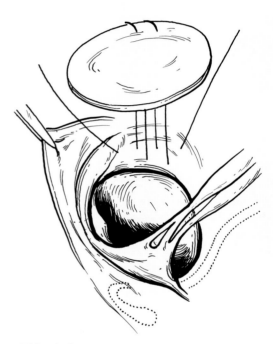

图2-4-6

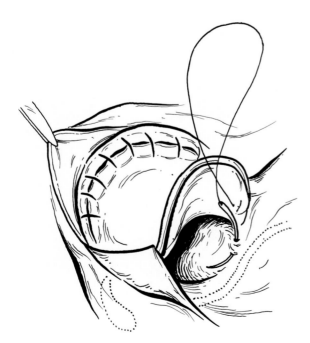

图2-4-7

（2）间断缝合：经右心房切口（图2-4-8），牵开三尖瓣前瓣和隔瓣暴露缺损（图2-4-9），在室间隔缺损的后下缘右心室面缝置带垫片的6-0 Prolene线4针（图2-4-10），靠近隔瓣的1针由右心室面转至隔瓣（图2-4-11），在隔瓣瓣叶根部缝置带垫片的6-0 Prolene线3~4针（图2-4-12），逆时针缝置带垫片的6-0 Prolene线4~6针至三尖瓣隔前交界处（图2-4-13），穿过补片打结。

❷ 肺动脉干下型室间隔缺损修补　自缺损的右下缘开始顺时针缝置带垫片的6-0 Prolene线（图2-4-14），缝至肺动脉瓣环处时，将垫片置于肺动脉瓣窦内（图2-4-15），穿过补片推下并打结，顺时针连续缝合至第1针（图2-4-16），打结固定（图2-4-17）。

❸ 肌部室间隔缺损修补　闭合大型的肌部室间隔缺损，使用3针带双侧毛毡片的4-0 Prolene线，间断水平褥式缝合，一侧缝合在心内缺损的边缘，穿过心室肌至心外膜后打结，闭合室间隔缺损（图2-4-18）。也可在心内操作，将调节束和周围的乳头肌一并拉入缺损，打结压紧室间隔缺损。

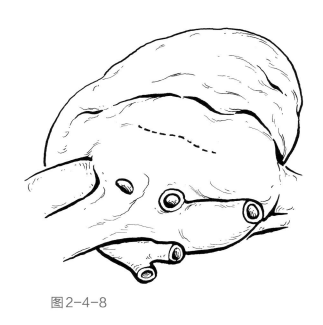

图2-4-8

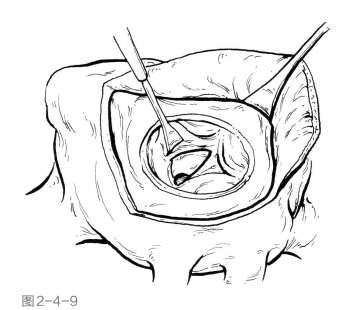

图2-4-9

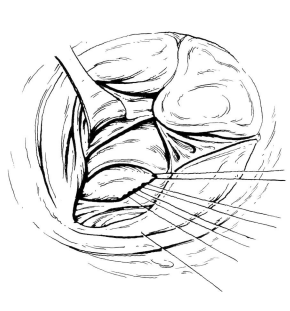

图2-4-10

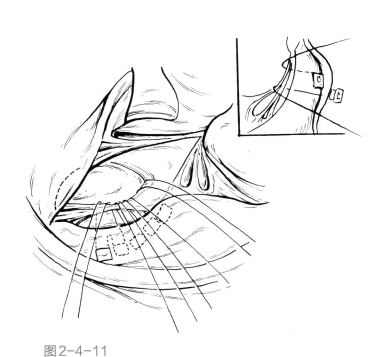

图2-4-11

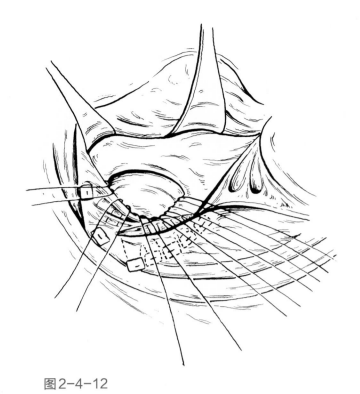

图 2-4-12

图 2-4-13

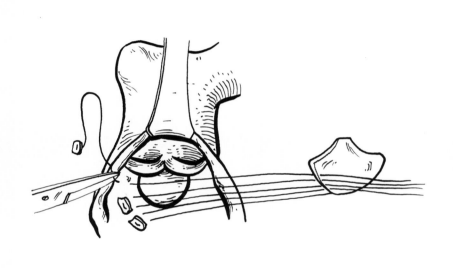

图 2-4-14

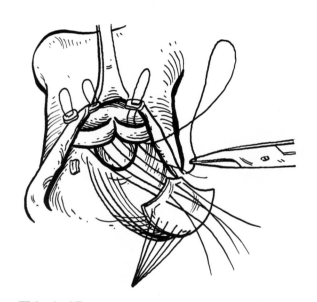

图 2-4-15

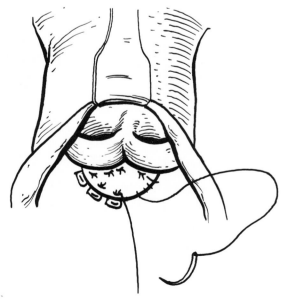

图 2-4-16

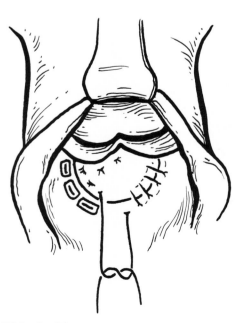

图 2-4-17

| 术中注意 | 传导束经室间隔膜部的后下方穿过室间隔至左心室面。此处缝合应注意避免房室传导阻滞（图2-4-19），可浅层长距离缝合右心室面（图2-4-20），闭合室间隔缺损后应注意探查有无残余分流。 |

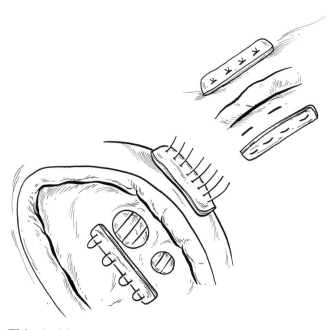

图2-4-18

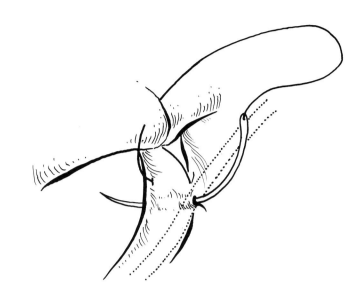

图2-4-19

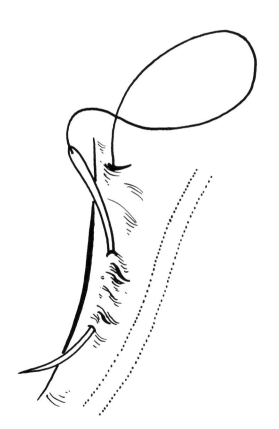

图2-4-20

第五节　　法洛四联症

适 应 证	法洛四联症确诊后都应接受外科手术治疗，根治手术条件：肺动脉发育指标包括McGoon比值＞1.2、肺动脉指数（Nakata指数）＞150mm^2/m^2、左心室舒张末期容积指数＞30ml/m^2。应生后6个月～1岁进行手术治疗。若无法满足根治条件，可行姑息手术治疗。
禁 忌 证	随着外科技术的发展，目前没有绝对禁忌证。但是对于异常冠脉，多发性的肌部室缺，肺动脉不连续的患者应慎重手术。
麻　　醉	气管插管全身麻醉。
体位及切口	仰卧位，胸骨正中切口。
体外循环	常规建立体外循环。
手术步骤	肺动脉瓣交界切开：于肺动脉瓣环上2～3mm纵行切开肺动脉干，探查肺动脉瓣叶形态（图2-5-1），牵拉两侧融合瓣叶暴露交界，切开融合处至瓣环交界（图2-5-2），若不理想，可切开瓣叶附着处的瓣环（图2-5-3、图2-5-4）。

ER 2-5-1
肺动脉瓣交界切开术

ER 2-5-2
法洛四联症矫治术

❶ 跨瓣环补片加宽　如果瓣环狭窄较重，肺动脉Z值小于−3时，可将肺动脉切口跨瓣环切至右心室流出道上段（图2-5-5）。也可于右心室面，切开融合交界（图2-5-6），并使用补片跨加宽右心室流出道，将补片修剪为梨形（图2-5-7、图2-5-8）。参考加宽的标准，对补片进行修剪（表2-5-1）。

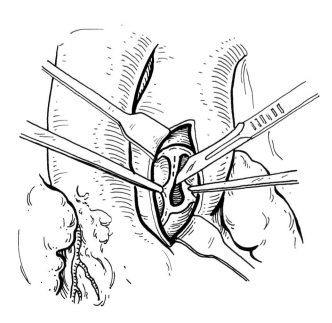

图2-5-1

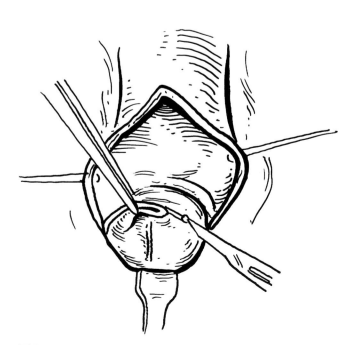

图2-5-2

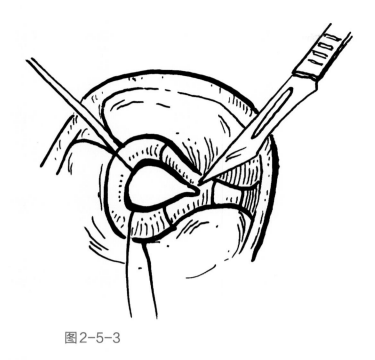

图2-5-3

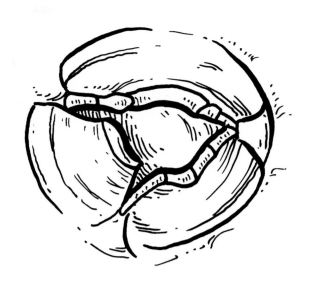

图2-5-4

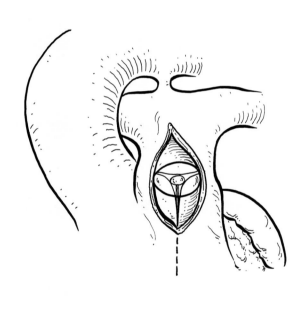

图2-5-5

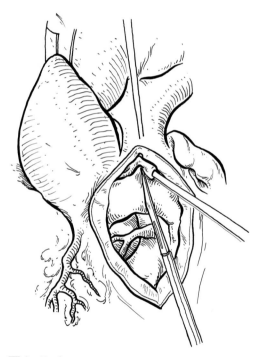

图2-5-6

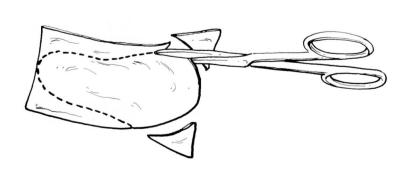

图2-5-7

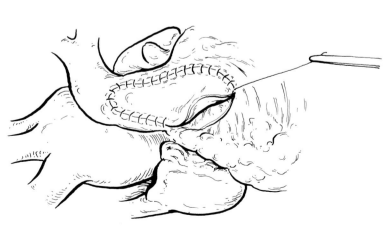

图2-5-8

表2-5-1 不同年龄患者肺动脉的加宽标准

	体重/kg	直径/mm
婴幼儿	5	7.6
	6	8
	7	9
	8	9.5
	9	10
	10	11
	12	12
	14	13
	16	13.5
	18	14
	20	15
儿童及成人	26~30	15
	31~40	16
	41~50	17
	51~60	18
	61~70	19
	71~80	20

❷ 肺动脉补片联合右心室补片加宽　当肺动脉瓣环足够大，而肺动脉干狭窄时，可于肺动脉干和右心室上段分别用补片修补（图2-5-9）。

❸ 带单瓣的跨瓣环补片加宽　可使用自体心包做补片缝合单瓣（图2-5-10），然后将单瓣上缘于瓣环水平缝合，沿切口两侧缝合至肺动脉切口上缘汇合打结（图2-5-11）。使用另外一块补片修补心室切口（图2-5-12）。

有异常冠脉患者，可见异常冠脉走行于右心室流出道（图2-5-13），影响右心室切口的选择，术中操作选择切口时应避免损伤冠脉（图2-5-14），必要时应做右心室到肺动脉管道。

❹ 室间隔缺损修补和右心室流出道疏通

（1）右心室径路：在没有异常冠脉走行于右心室的情况下施行，右心室上段小切口（图2-5-15），牵引线暴露右心室，横断壁束，并由圆锥漏斗褶中切离（图2-5-16），切除隔束，以完成右心室流出道的疏通（图2-5-17）。从三尖瓣的隔叶和后叶交界开始，使用带垫片的双头针由右心房面穿过隔瓣根部（图2-5-18），顺时针缝过隔瓣根部至心室漏斗褶部，靠近主动脉瓣环处，此处应看到主动脉瓣环，注意肌肉的褶皱，切勿漏缝，造成残余室间隔缺损，逆时针缝合后下缘，注意避开腱索，此处从室缺边缘5mm处进针，浅缝至边缘处（图2-5-19），完成室缺修补后，可将室上嵴向下拉，从而增宽右心室流出道（图2-5-20）。

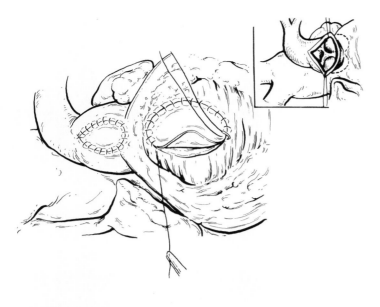

图2-5-9

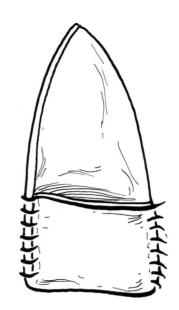

图2-5-10

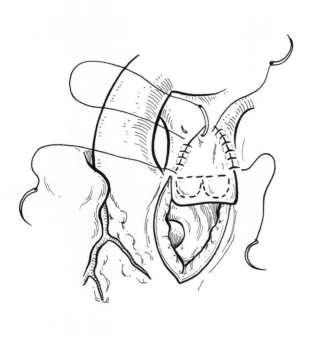

图2-5-11

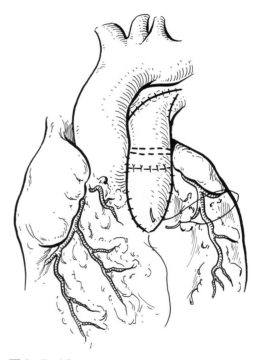

图2-5-12

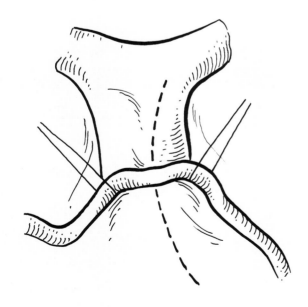

图2-5-13

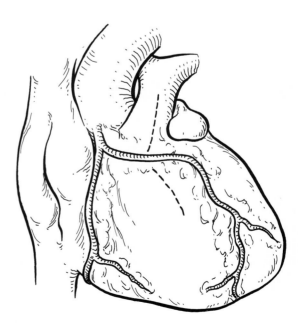

图2-5-14

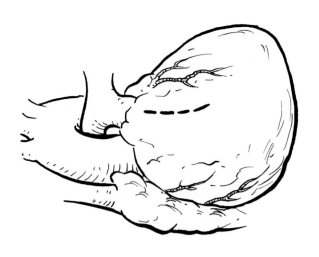

图 2-5-15

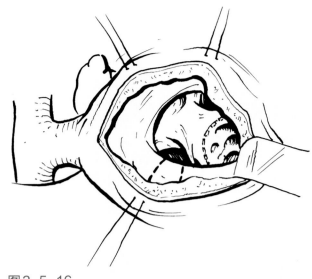

图 2-5-16

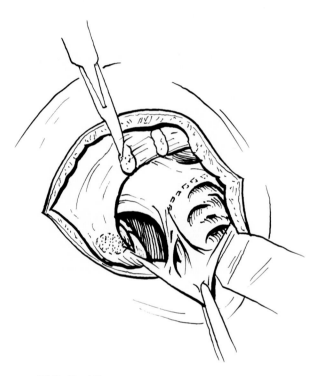

图 2-5-17

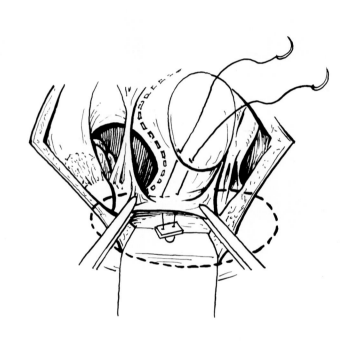

图 2-5-18

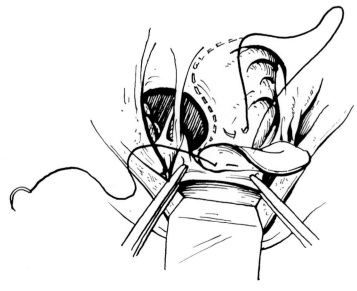

图 2-5-19

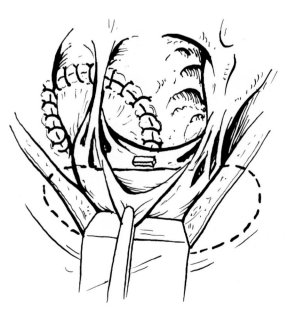

图 2-5-20

（2）右心房径路：经房室沟旁切口，通过三尖瓣口暴露室间隔缺损（图2-5-21），在右心室流出道疏通前修补室间隔缺损，于室缺的前下缘开始缝合补片（图2-5-22），逆时针缝合并向后牵拉补片以利于暴露（图2-5-23），在缝合主动脉瓣周围肌肉时，将补片向前向上牵拉以利于暴露（图2-5-24），以缝合线为标记，切除壁束（图2-5-25）。

❺ 肺动脉狭窄的处理

（1）肺动脉干：纵行切开肺动脉主干，探查肺动脉内膜及瓣上隔膜狭窄（图2-5-26），剪除增生的内膜及瓣上狭窄（图2-5-27），补片修补肺动脉干及两侧肺动脉（图2-5-28）。

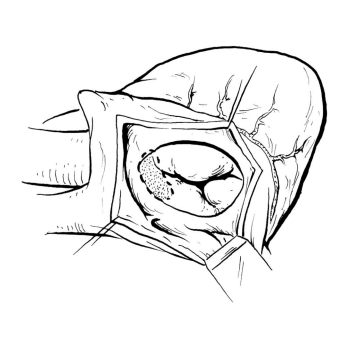

图2-5-21

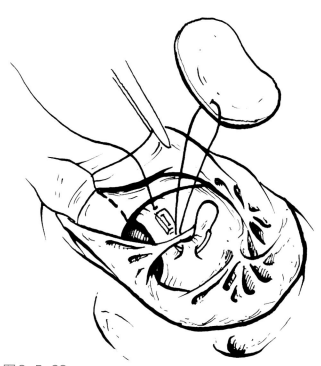

图2-5-22

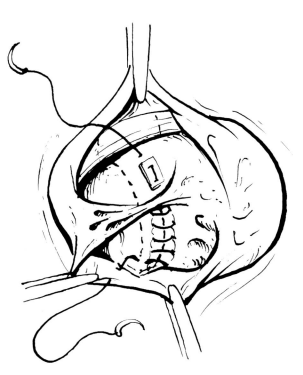

图2-5-23

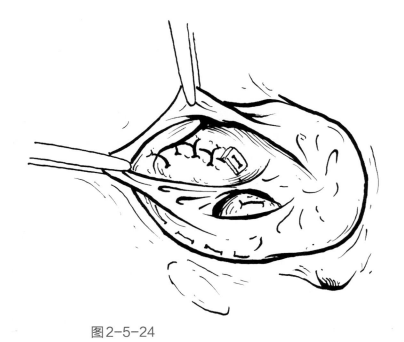

图 2-5-24

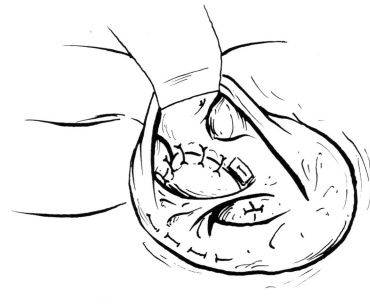

图 2-5-25

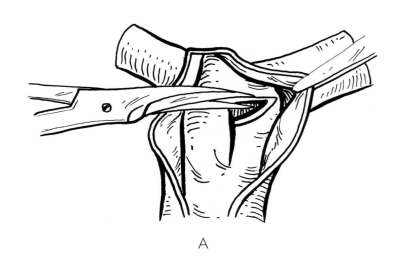

A

图 2-5-26

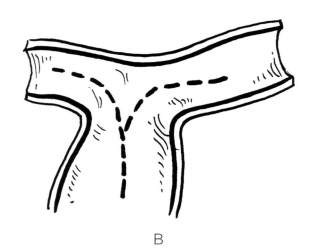

B

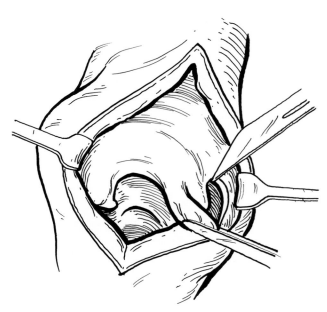

图 2-5-27

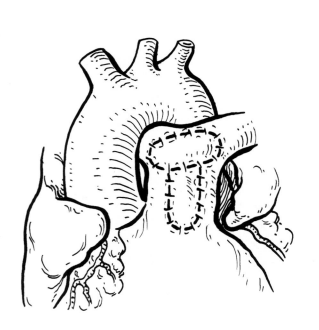

图 2-5-28

（2）肺动脉分支：对于两侧肺动脉狭窄至肺门的患者，可横断主动脉，分离至两侧肺门（图2-5-29），平行于肺动脉长轴切开，补片加宽肺动脉（图2-5-30），重新端端吻合主动脉（图2-5-31）。注意迷走神经及喉返神经走行。对于肺动脉主干及分支的不同部位狭窄，可以选用不同的切口处理（图2-5-32），若肺动脉分支与肺动脉干不成一条直线，则使用双补片修补。

术中注意　右心室流出道的疏通，对于婴幼儿患者，只是切断肌肉的连接，少部分切除肌肉就可以达到疏通的效果。尽量采取非跨瓣环切开的方式疏通，在跨瓣环疏通时补片不宜过大，以减少远期出现肺动脉瓣分流的概率。术后其右心室轻度升高，可逐渐恢复。对于成人或大儿童，右心室切口肌肉纤维化，缝合时可使用毛毡片加固。术后应预防低心排血量综合征的出现，注意补充血容量，观察尿量变化，必要时行腹膜透析。

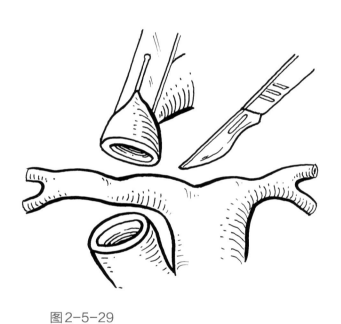

图2-5-29

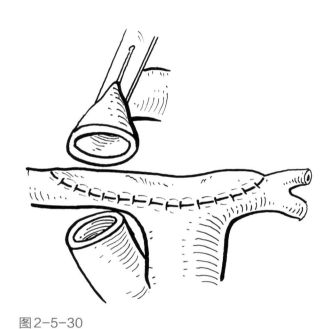

图2-5-30

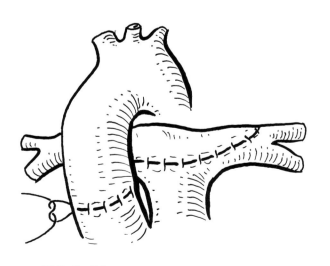

图2-5-31

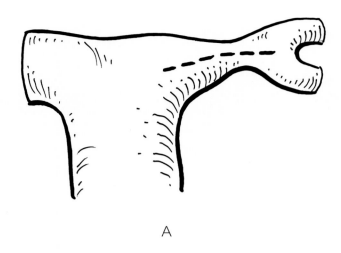

A

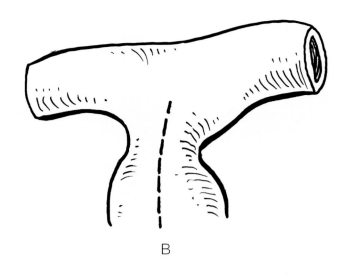

B

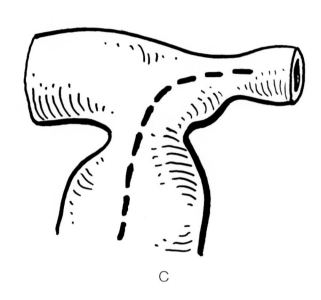

C

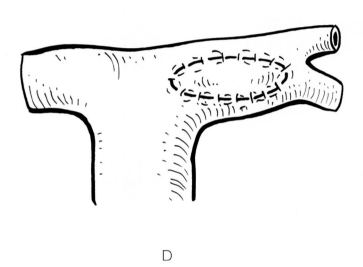

D

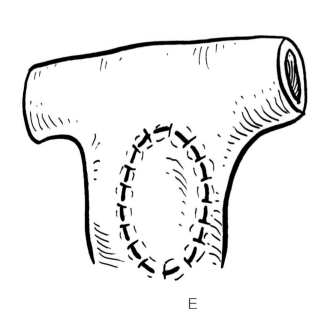

E

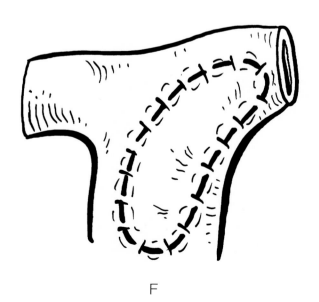

F

图2-5-32

第六节　主动脉 - 肺动脉窗

分　　型	Ⅰ型：主动脉与肺动脉间隔靠近瓣膜端缺损（图2-6-1）。 Ⅱ型：主动脉与肺动脉间隔远离瓣膜端缺损（图2-6-2）。 Ⅲ型：主动脉与肺动脉间隔完全缺损（图2-6-3）。
适 应 证	一旦确诊，应尽早手术治疗，对于缺损很小，无症状的患儿，可婴儿期手术。
禁 忌 证	出现静息状态下紫绀，右向左分流，艾森门格综合征的患者。
麻　　醉	全身麻醉。
体位及切口	仰卧位，胸骨正中切口。
体外循环	常规建立体外循环，轻度低温下完成手术。
手术步骤	靠近无名动脉根部行主动脉插管，预先于两侧肺动脉放置阻断带，体外循环开始即阻断肺动脉（图2-6-4）。经主动脉前壁或缺损前壁纵行切开修补，确认冠脉开口位置。修剪适当大小补片修补主肺动脉之间的缺损（图2-6-5），缝合缺损前壁和补片，共计3层组织（图2-6-6）。 合并主动脉离断：深低温停循环，阻断主动脉的3个分支，经前壁切开主肺动脉窗（图2-6-7），钳夹动脉导管降主动脉端，并切断导管，缝合近心端（图2-6-8），沿主动脉小弯侧切口向上延长至左锁骨下动脉对侧，将降主动脉近心端修剪后与主动脉弓部吻合（图2-6-9），补片加宽主动脉弓小弯侧，并补片修补肺动脉缺损（图2-6-10）。
术中注意	将主动脉插管尽量靠近无名动脉根部。尽量在体外循环下分离，对于较大患儿，肺动脉可能出现扩张且肺动脉壁变薄，易破裂出血。切开间隔缺损后注意辨别冠状动脉开口的位置。术后充分镇静，早期给予降肺动脉压治疗，必要时吸入一氧化氮。

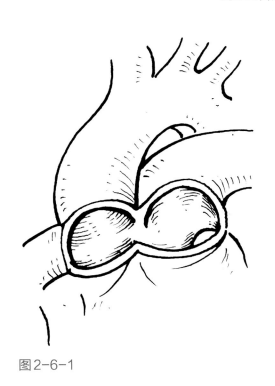

图2-6-1

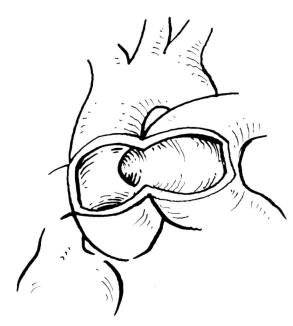

图2-6-2

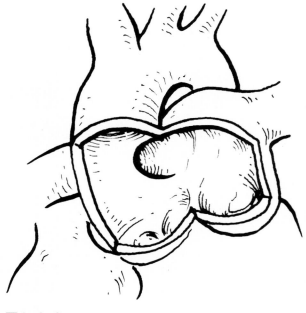

图 2-6-3

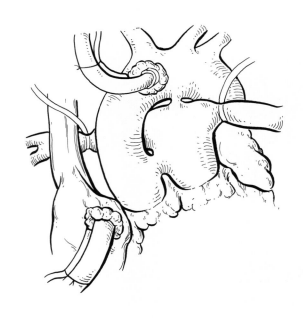

图 2-6-4

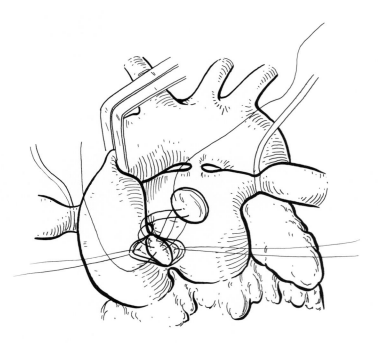

图 2-6-5

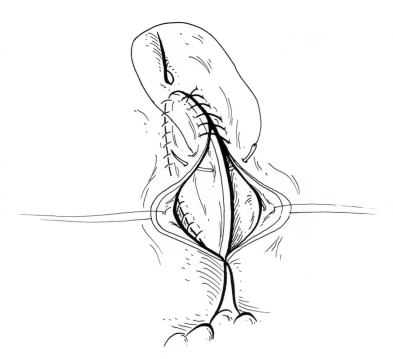

图 2-6-6

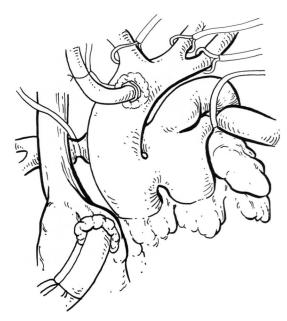

图 2-6-7

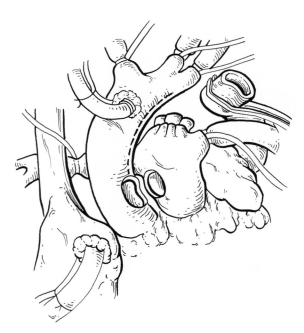

图 2-6-8

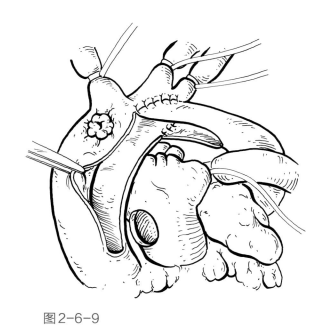

图2-6-9

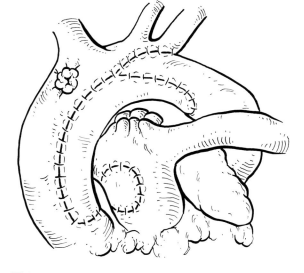

图2-6-10

第七节 　 右心室双出口

按室间隔缺损的位置分型：

主动脉下室间隔缺损，无肺动脉瓣狭窄（图2-7-1）。

主动脉下室间隔缺损，伴肺动脉瓣狭窄（图2-7-2）。

肺动脉下室间隔缺损（图2-7-3）。

靠近两大动脉的室间隔缺损（图2-7-4）。

远离两大动脉室间隔缺损，流入部室缺（图2-7-5），围膜部室缺（图2-7-6）。

完整室间隔（图2-7-7）。

适 应 证	一旦确诊，都应手术治疗。但对于不同类型的右心室双出口，手术时机不同： 对于四联症型的右心室双出口，合并可参照"法洛四联症"；其他类型都可尽早行外科手术治疗。而需要行心外管道的患儿，早期若无法行根治手术，可先行姑息手术。
禁 忌 证	出现阻塞性肺血管病，两侧肺动脉及其分支发育不良。
麻　　醉	全身麻醉。
体位及切口	仰卧位，胸骨正中切口。
体外循环	常规建立体外循环，轻度低温下完成手术。

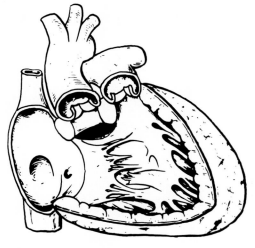

图2-7-1

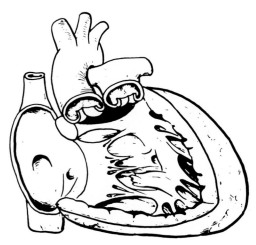

图2-7-2

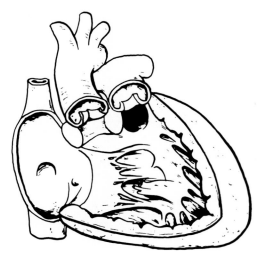

图2-7-3

图2-7-4

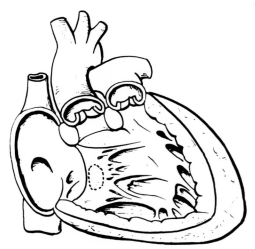

图2-7-5

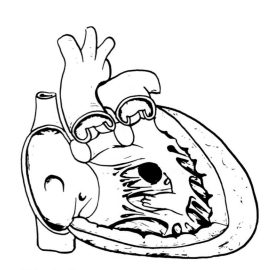

图2-7-6

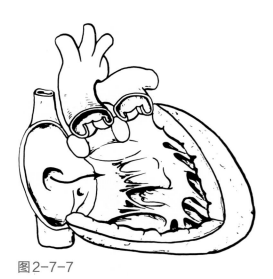

图2-7-7

手术步骤

不同的室间隔缺损位置和大动脉关系对应不同的手术方式。

❶ 主动脉下和靠近两大动脉的室间隔缺损，无肺动脉瓣狭窄的患者 经右心室上段横或纵行小切口（图2-7-8），探查室间隔缺损的位置，大动脉关系及其与三尖瓣乳头肌，小缺损可按图中虚线扩大室缺，裁剪人工血管成椭圆片，从缺损下缘的右心室面开始（图2-7-9），使用带垫片的双头针间断缝合，经过缺损的后缘、前缘（图2-7-10），穿过管道片边缘，推下打结（图2-7-11）。

❷ 主动脉下和靠近两大动脉的室间隔缺损，伴有肺动脉瓣狭窄的患者 Rastelli手术：行右心室纵切口（图2-7-12），切除肥厚的壁束和隔束，按照之前的方式缝合心内隧道。横断肺动脉主干，缝闭其近心端（图2-7-13）。使用带瓣心外管道远心端与肺动脉干行端端吻合，近心端使用心包补片吻合于右心室切口（图2-7-14）。

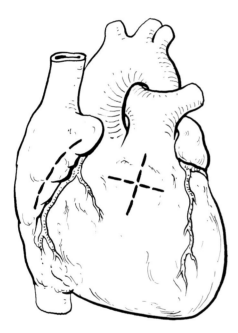

图2-7-8

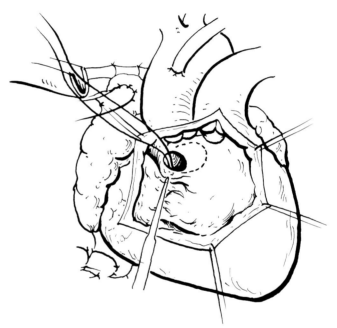

图2-7-9

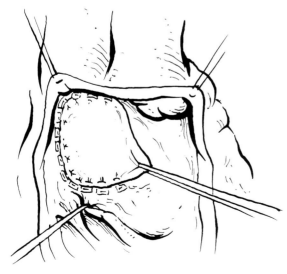

图2-7-10

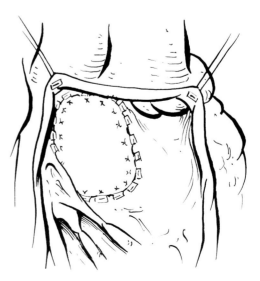

图2-7-11

041

REV手术：充分游离双侧肺动脉，切断动脉导管，心内隧道完成后，横断升主动脉、肺动脉（图2-7-15），将肺动脉前置（图2-7-16），行主动脉端端吻合（图2-7-17），将肺动脉干与右心室切口吻合，并补片加宽吻合口（图2-7-18）。

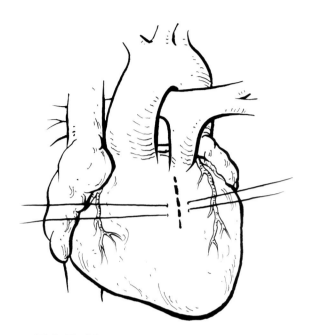

图2-7-12

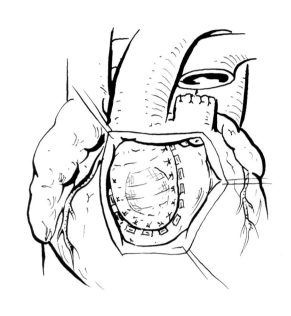

图2-7-13

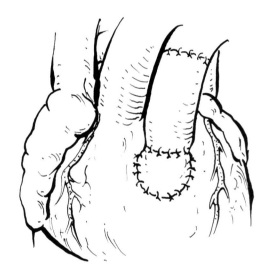

图2-7-14

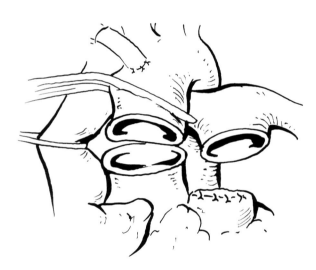

图2-7-15

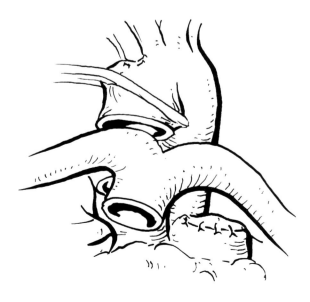

图2-7-16

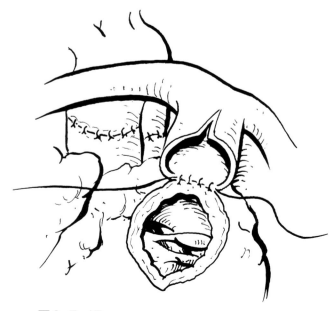

图2-7-17

❸ 肺动脉下室间隔缺损（Taussig-Bing畸形） 既往将室间隔缺损向前方扩大后应用心内隧道（图2-7-19、图2-7-20），手术方式同前。

（1）目前较多应用大动脉调转术（Switch手术）：横段两大动脉，充分游离两侧冠状动脉，先后将左右冠状动脉开口纽扣片吻合于肺动脉瓣窦内（图2-7-21），行Lecompte操作将主动脉远端与原肺动脉根部端端吻合，将肺动脉远端左侧缘缝闭（图2-7-22），补片修补原主动脉近端冠脉缺口，向右延长肺动脉干切口，并与原主动脉根部端端吻合（图2-7-23）。对于合并肺动脉狭窄的患者，应用Nikaidoh手术和双动脉根部移置术。

（2）主动脉移置术（Nikaidoh手术）：游离两侧冠状动脉，将主动脉根部带部分右心室壁切出（图2-7-24、图2-7-25），横断肺动脉，切除肺动脉瓣叶，切开肺动脉瓣环及圆锥隔（图2-7-26），主动脉向后移置并与左心室流出道吻合（图2-7-27），补片修补室间隔缺损（图2-7-28），右心室流出道到肺动脉补片修补（图2-7-29）。

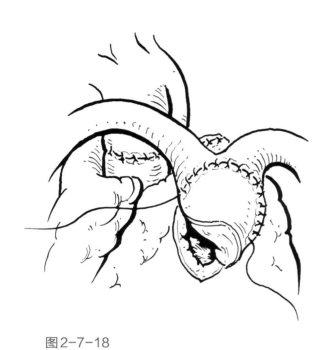

图2-7-18

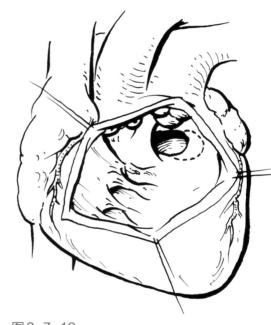

图2-7-19

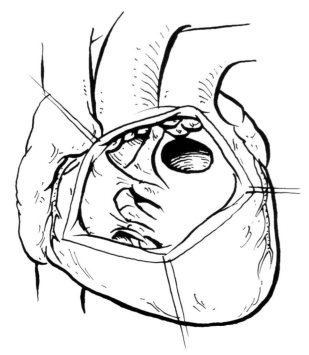

图2-7-20

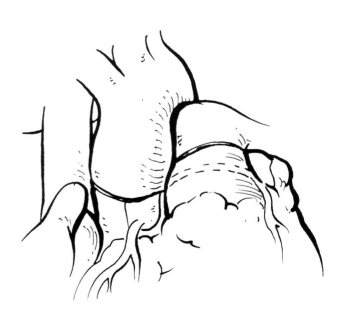

图2-7-21

043

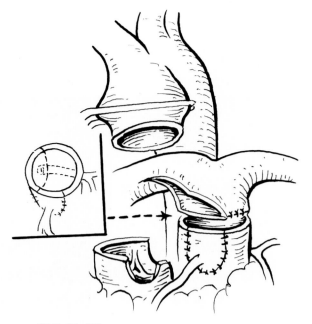

图 2-7-22

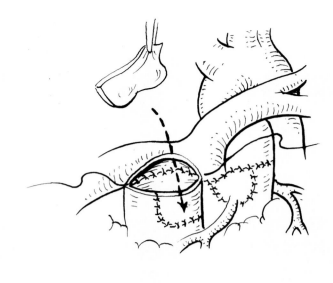

图 2-7-23

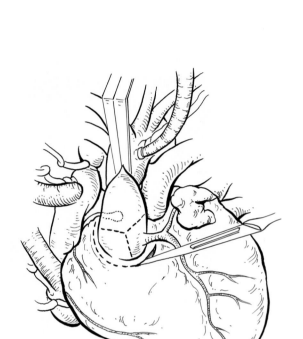

图 2-7-24

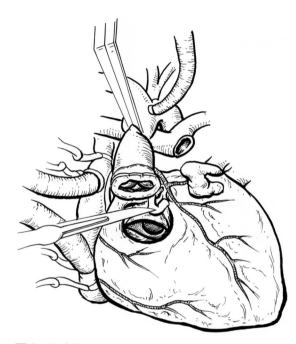

图 2-7-25

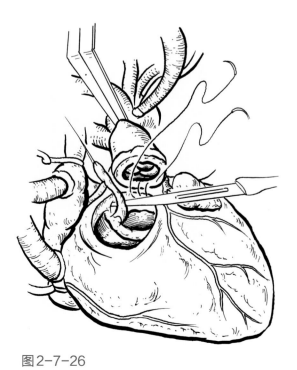

图 2-7-26

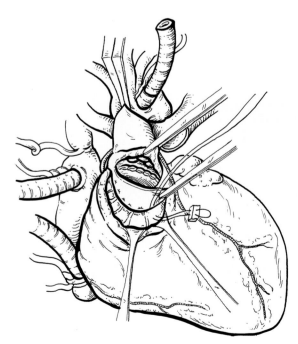

图 2-7-27

（3）改良Nikaidoh手术：基本手术流程相同，但获取两侧冠脉开口的纽扣片（图2-7-30），行Lecompte操作，主动脉向后移置时，为减少冠脉张力，旋转180°（图2-7-31）。

（4）双动脉根部移置术将两大动脉的根部切离相应的流出道，切下左冠状动脉开口的纽扣片，横断主动脉（图2-7-32），将肺动脉及其分支前置，主动脉根部吻合于左心室流出道，并原位吻合左冠状动脉，端端吻合主动脉及其远端。带单瓣补片修补右心室流出道与肺动脉（图2-7-33）。

❹ 远离两大动脉室间隔缺损　向前上方扩大室间隔缺损（图2-7-34），带垫片褥式缝合隧道，补片加宽右心室流出道，或人工管道吻合肺动脉（图2-7-35）。

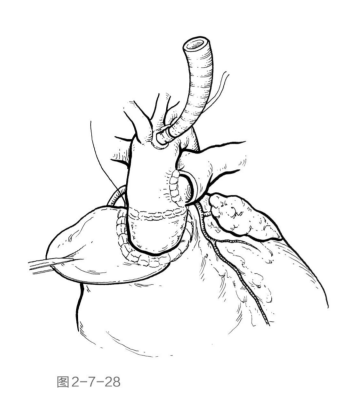

图2-7-28

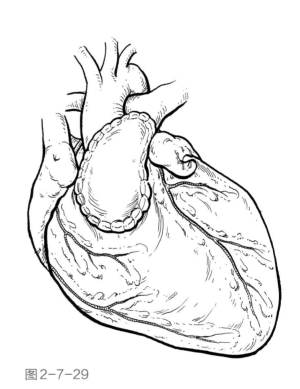

图2-7-29

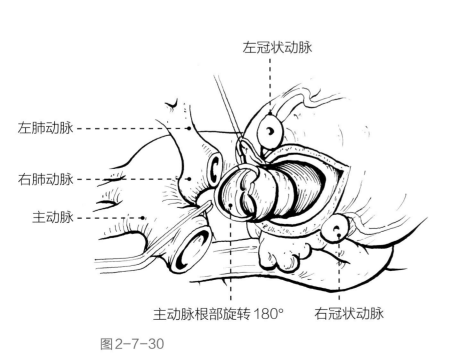

左冠状动脉

左肺动脉

右肺动脉

主动脉

主动脉根部旋转180°　右冠状动脉

图2-7-30

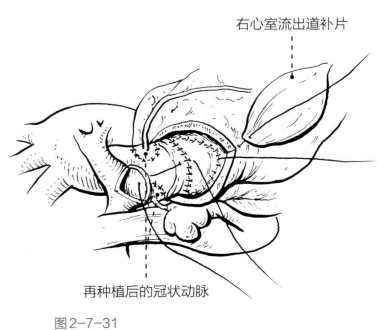

右心室流出道补片

再种植后的冠状动脉

图2-7-31

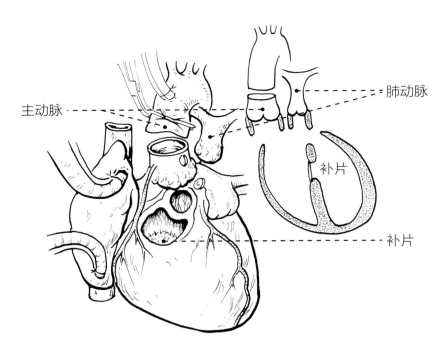

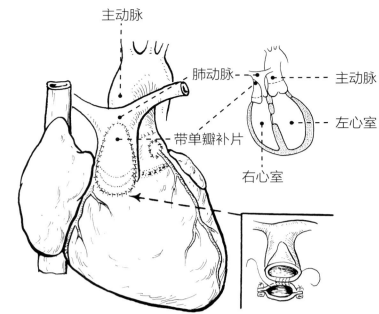

图2-7-32

图2-7-33

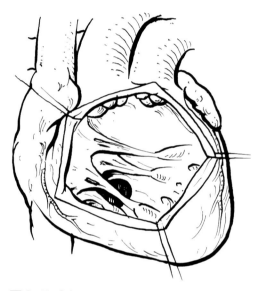

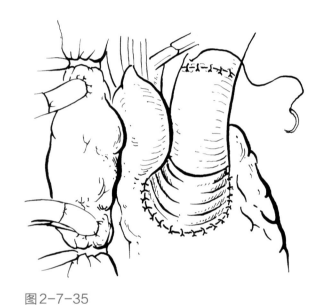

图2-7-34

图2-7-35

第八节　　完全大动脉转位

常用冠脉分型 （Leiden命名法）	命名者位于主动脉侧，面对肺动脉，其右手侧命名为窦1，左手侧为窦2 （图2-8-1）。正常冠脉分布常记为[1LCx，2R]。
适 应 证	完全大动脉转位确诊后，所有患者都应接受外科手术治疗。 室间隔完整的大动脉转位：解剖矫正应在出生后1~2周内手术；对于较大的儿童，左心室/右心室压小于0.6，或由于冠脉畸形无法行解剖矫正，可行生理性矫正。 合并大的室间隔缺损患者应在新生儿期手术；而合并室间隔缺损伴左心室

流出道狭窄的大动脉转位，可在2~3岁行矫正手术，若青紫明显，可先行分流术。

禁　忌　证	肺血管阻力大于10wood U；肺血管发育较差可先行分流术；充血性心衰；多脏器衰竭。
麻　　　醉	气管插管全身麻醉。
体位及切口	仰卧位，胸骨正中切口。
体外循环	常规建立体外循环。
手术步骤	❶ 解剖矫正

（1）动脉调转术（Switch手术）：细致探查两侧冠脉走行及血管分布，是否合并相关冠脉畸形，分离肺动脉至两侧肺门，切断并缝合动脉导管（图2-8-2）。于冠脉开口上方1cm横断升主动脉，切离两侧冠脉开口纽扣片，充分游离冠脉近端（图2-8-3），横断肺动脉主干，行Lecompte操作（图2-8-4），将肺动脉前置，使用另外一把阻断钳在肺动脉下端阻断并更换。将冠状动脉的纽扣片与对应的肺动脉窦相比对，切除相应吻合的窦壁（图2-8-5），并吻合到相应的肺动脉窦中，将主动脉远端与原肺动脉根部端端吻合（图2-8-6）。此时可排气后，开放主动脉，探查有无吻合口出血及冠脉扭曲，修剪心包补片成"短裤状"修补原主动脉根部缺口（图2-8-7）。肺动脉远端与原主动脉根部端端吻合（图2-8-8）。

使用探条于冠脉开口探查冠脉走行，勿损伤其主要分支。在开放后可观察冠脉供血、心肌颜色等，必要时阻断后再次缝合。新肺动脉可略长于主动脉，以减少对合后的压力。

（2）Restalli手术，见本章第七节。

（3）REV手术，见本章第七节。

（4）Nikaidoh及其改良手术，见本章第七节。

（5）双动脉根部移置术，见本章第七节。

（6）半旋转动脉干手术。

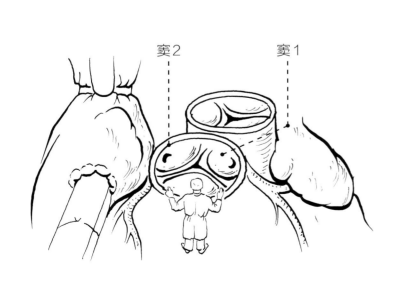

图2-8-1

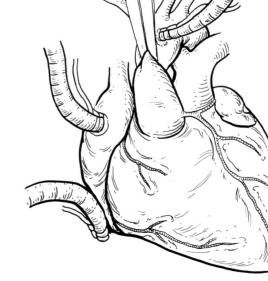

图2-8-2

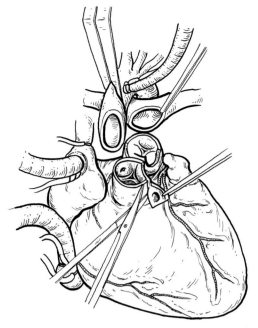

图 2-8-3

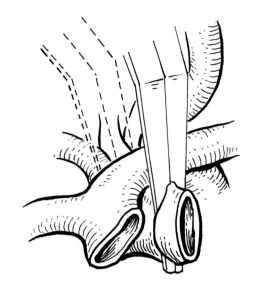

图 2-8-4

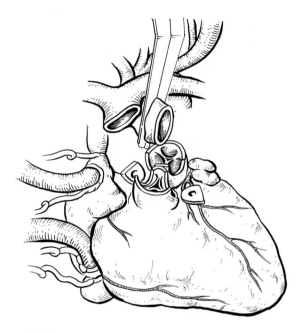

图 2-8-5

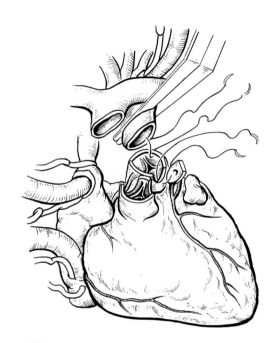

图 2-8-6

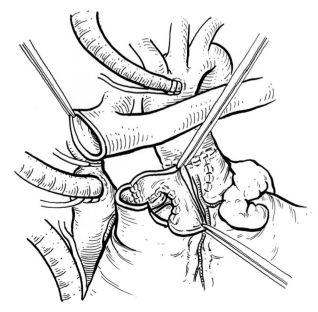

图 2-8-7

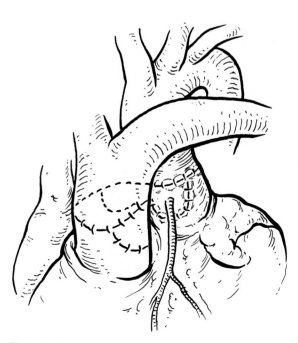

图 2-8-8

于两侧冠脉开口上方1cm横断升主动脉，游离左右冠状动脉开口并切离两侧纽扣片，同一水平横断肺动脉干（图2-8-9），将主动脉与肺动脉根部一起挖出，切开圆锥隔与室间隔缺损交通（图2-8-10），补片修补室间隔缺损，调转主动脉与肺动脉根部，与相应流出道吻合（图2-8-11），将冠脉纽扣片与对应的主动脉根部窦缺口吻合，主动脉远端与主动脉根部端端吻合，肺动脉远端前置行Lecompte操作以完成肺动脉端端吻合。

❷ 生理矫正

（1）Senning手术：行右心房切口（图2-8-12），充分探查房间隔，并于卵圆窝前缘至右肺上下静脉口做梯形切口（图2-8-13），可加用补片修补此房间隔组织片，于左心耳后水平，左侧上、下肺静脉前方缝合，于房间沟后水平切开左心房（图2-8-14），将右心房游离壁下缘与下腔静脉开口附近的心房缝合，并向前沿二三尖瓣之间的房间隔缝合至上腔静脉旁心房组织（图2-8-15），右心房切口前缘与左心房切口后缘吻合，缝合缘可延长至之前缝合的右心房（图2-8-16），若右心房前壁组织片不够，可加用心包片扩大（图2-8-17）。冠状静脉窦引入肺静脉系统。

（2）Mustard手术：留取大块心包片备用。行右心房纵切口，足够大且勿损伤窦房结，切开卵圆窝，并扩大房间隔切口，切除残余房间隔（图2-8-18），于左心耳与肺静脉之间的心房组织缝合心内板障，向上延伸至上腔静脉开口处的右心房并包绕上腔静脉开口，向下延伸至下腔静脉开口旁心房组织并包绕下腔静脉开口（图2-8-19），上下腔静脉开口包绕时，注意离开口一段距离，以防止其出现梗阻（图2-8-20、图2-8-21），于冠状静脉窦前缘缝合返回至房间隔切口前缘并打结（图2-8-22）。板障不宜过大，否则容易出现褶皱引起腔静脉回流受阻。

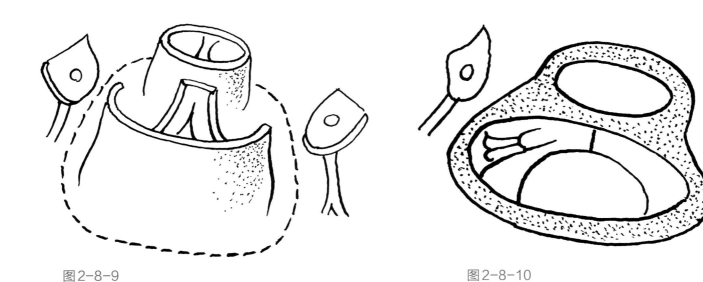

图2-8-9　　　　　　　　　　　　　　　　图2-8-10

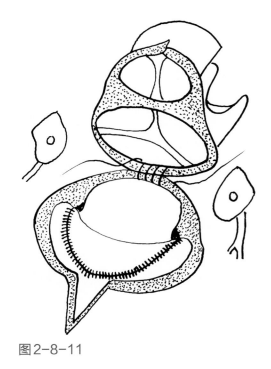

图 2-8-11

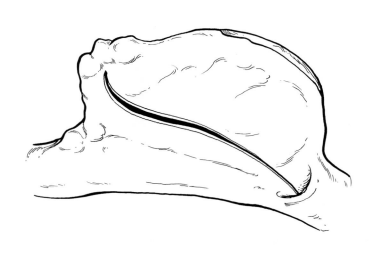

图 2-8-12

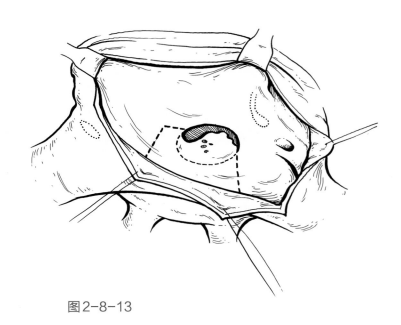

图 2-8-13

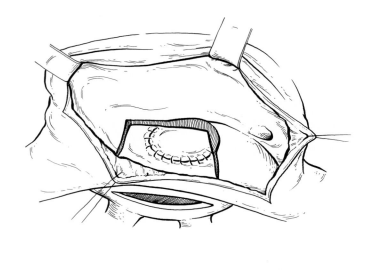

图 2-8-14

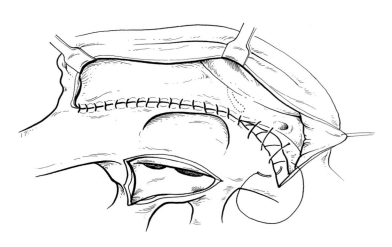

图 2-8-15

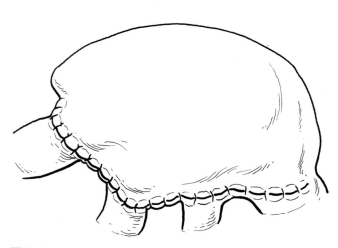

图 2-8-16

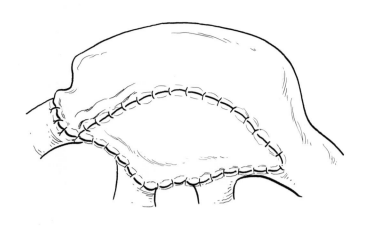

图 2-8-17

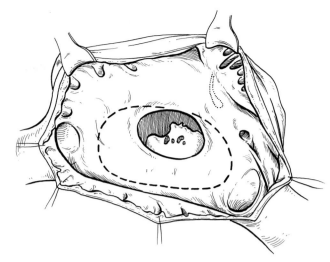

图 2-8-18

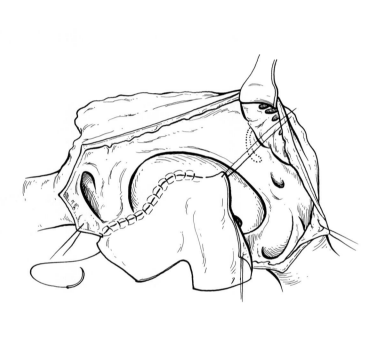

图 2-8-19

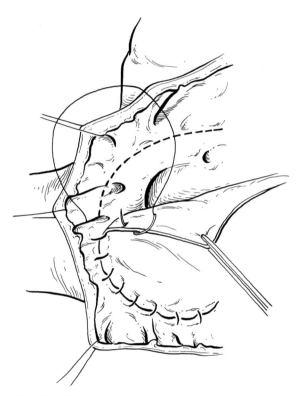

图 2-8-20

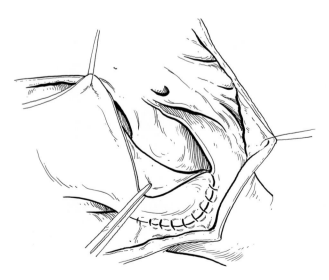

图 2-8-21

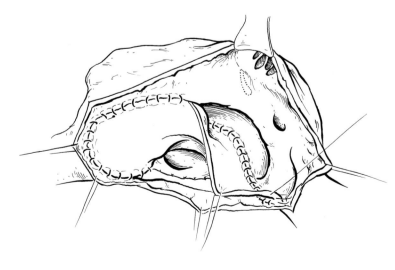

图 2-8-22

第九节　　先天性矫正大动脉转位

先天性矫正大动脉转位的常见类型为 SLL 型，其右心房正位，通过二尖瓣与左心室连接，后连接于右后方的肺动脉，而左心房经三尖瓣与右心室相连，后连接于左前方的主动脉，常伴有大的非限制性室间隔缺损（图2-9-1）。

适 应 证	适应证较复杂，大体分为：
	❶ 有明显右心室功能衰竭或三尖瓣关闭不全者应施行解剖矫正，其他可行生理矫正或单心室修复。
	❷ 解剖矫正　肺动脉瓣发育正常且左心室流出道梗阻可行动脉调转术，否则行 Rastelli 手术。
	❸ 生理矫正　修补室间隔及房间隔缺损，可早期修复。
	❹ 单心室修复　合并一侧心室发育不良，或瓣膜横跨严重无法行上述手术。
禁 忌 证	合并主动脉闭锁，或者严重的三尖瓣下移畸形，右心室功能衰竭，无法行心内修复。严重多脏器功能衰竭。
麻　　醉	气管插管全身麻醉。
体位及切口	仰卧位，胸骨正中切口。
体外循环	常规建立体外循环。
手术步骤	❶ 单纯修复（生理矫正）　因其传导束走行于室间隔右侧的左心室面，位于室间隔缺损的前上方，所以修补室间隔缺损时，应将带垫片的缝合线置于形态学右心室面（图2-9-2），将补片的前缘拉向左侧的右心室面（图2-9-3），而在缺损的后缘，则将垫片缝合在右侧的左心室面（图2-9-4），而后将补片推下结扎（图2-9-5）。

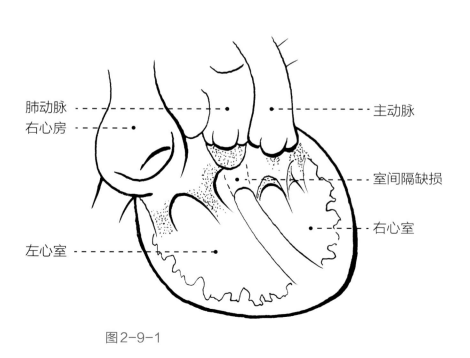

肺动脉　　主动脉
右心房
室间隔缺损
右心室
左心室

图2-9-1

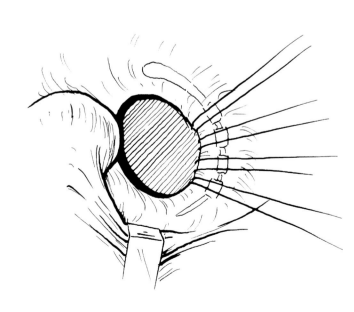

图2-9-2

❷ 解剖矫正

（1）Senning 联合动脉调转术见本章第八节。

（2）Mustard 联合 Rastelli 手术见本章第八节。

❸ 单心室手术（Fontan 类手术）见本章第二十三节。

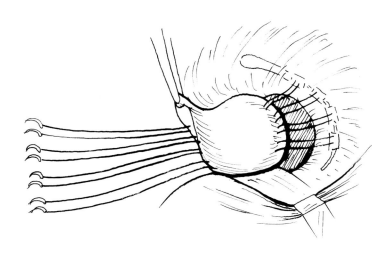

图 2-9-3

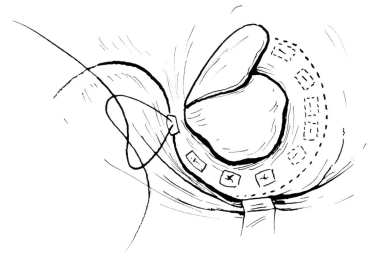

图 2-9-4

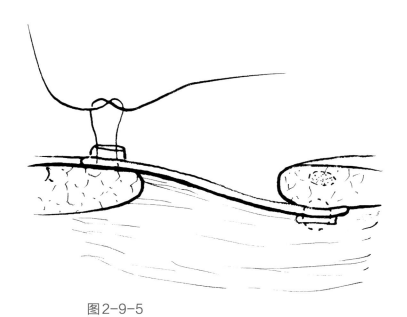

图 2-9-5

分　型	❶	心上型　肺总静脉经左垂直静脉汇入无名静脉后，经上腔静脉入右心房，或不经无名静脉，直接与上腔静脉汇合（图2-10-1）。
	❷	心内型　肺总静脉直接或经冠状静脉窦汇入右心房（图2-10-2）。
	❸	心下型　肺总静脉与门静脉或静脉导管，后汇入下腔静脉（图2-10-3）。
	❹	混合型　两侧肺静脉分布通过上述不同的方式汇入右心房。

适 应 证　一旦确诊，都应手术治疗，如出现肺静脉回流受阻，应急诊手术。若无梗阻，也应早期手术。

禁 忌 证　肺高压合并肺血管不可逆改变。

麻　醉　气管插管全身麻醉。

体位及切口　仰卧位，胸骨正中切口。

体外循环　常规建立体外循环。

手术步骤

ER 2-10-1
（心内型）
完全肺静脉
异位连接矫
正术

❶ 心上型肺静脉异位连接　充分游离肺静脉4个分支及肺总静脉、垂直静脉。于上肺静脉上方结扎垂直静脉。做右心房横切口，切开房间隔，将切口向后延伸至左心房，直至左心耳根部，平行于左心房后壁切口于肺总静脉总干前壁切开，使用6-0 Prolene线吻合切口（图2-10-4），切开房间隔扩大房间隔缺损，使用心包补片扩大左心房，并修补房间隔缺损（图2-10-5）。

❷ 心内型肺静脉异位连接　对于与冠状静脉连接的全肺静脉异位连接，将房间隔缺损和冠状静脉窦之间的组织剪开，并扩大冠状静脉窦顶（图2-10-6）。心包补片修补去顶后的冠状静脉窦型房间隔缺损（图2-10-7）。

❸ 心下型肺静脉异位连接　在膈肌平面横断垂直静脉，于其前壁做纵行切口而不延伸至肺静脉分支，在右心房横切口延伸至左心房后壁的基础上，做与肺静脉干垂直的T形切口，并将T形切口的左缘与肺静脉干切

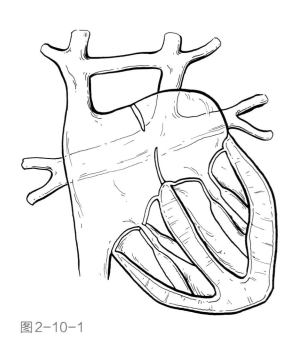

图2-10-1

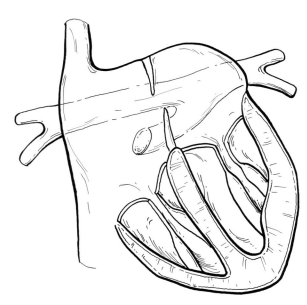

图2-10-2

口顶端作为吻合起点，吻合两个切口，止于T形切口的右缘与肺静脉干底端（图2-10-8）。

术中注意　左心房切口应足够大，避免吻合口的扭曲造成狭窄，对于左心房较小者，可行补片扩大房间隔。术后注意肺静脉淤血造成肺水肿，应注意监测左心房压，降低肺动脉压力，控制液体入量。

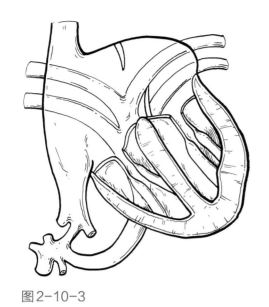

图2-10-3

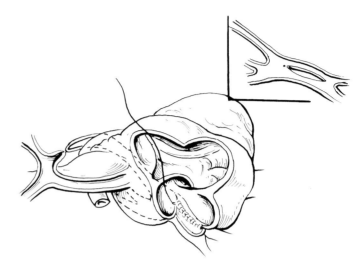

图2-10-4

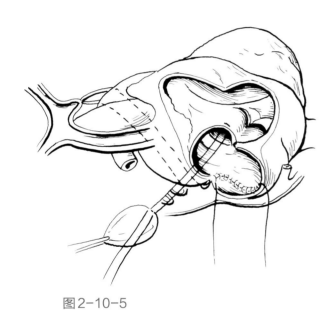

图2-10-5

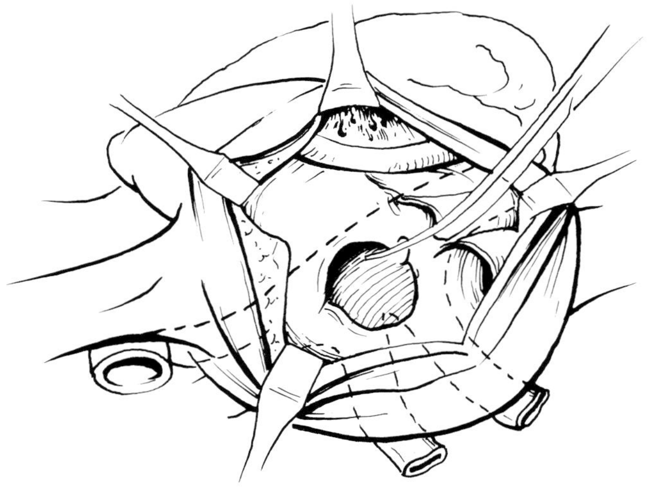

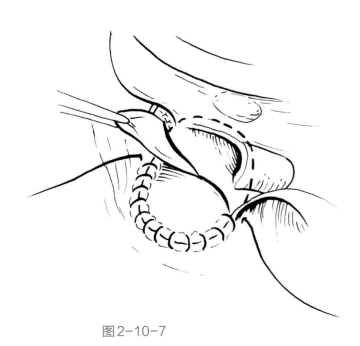

图2-10-6

图2-10-7

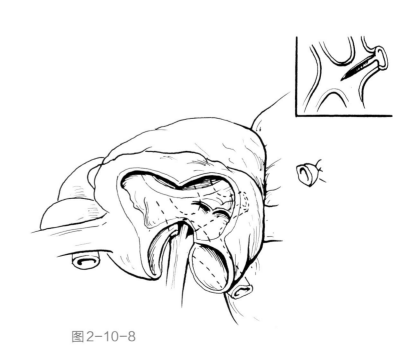

图2-10-8

第十一节　三尖瓣下移畸形

分　　型　　❶ I型　三尖瓣形态正常，但隔瓣与后瓣下移，轻度三尖瓣关闭不全，房化心室仍可收缩（图2-11-1）。

❷ II型　三尖瓣隔瓣发育不全，后瓣或前瓣下移明显并呈帆状延长，甚至达心尖部，伴严重的三尖瓣关闭不全（图2-11-2）。

❸ III型　三尖瓣部分瓣叶及其瓣下结构发育不良，房化心室明显占据心室体部，功能右心室仅余小部分漏斗腔（图2-11-3）。

适　应　证　　紫绀进行性加重，严重三尖瓣关闭不全者应尽早手术治疗；心脏明显扩大，心胸比大于0.65应考虑手术；对于小右心室患者，应加做双向Glenn手术。

禁　忌　证　　左心室发育不良，严重肝肾功能不全的患者。

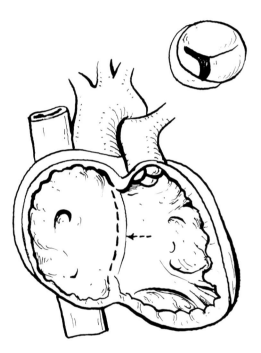

图2-11-1

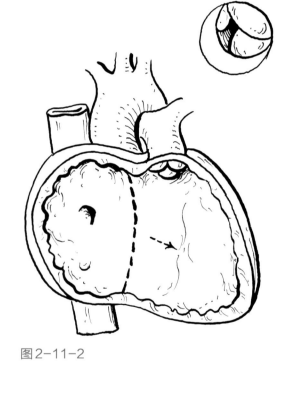

图2-11-2

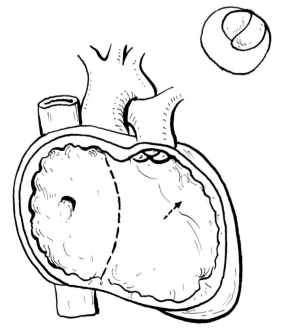

图2-11-3

麻　　醉	气管插管全身麻醉。
体位及切口	仰卧位，胸骨正中切口。
体外循环	常规建立体外循环。
手术步骤	❶ Danielson方法及其革新　房化心室横行折叠及三尖瓣成形术，于三尖瓣下移后叶的最低点心肌入针，至房化心室原三尖瓣环水平出针，间断褥式缝合横行折叠房化心室（图2-11-4），缝至冠状静脉窦开口内侧打结（图2-11-5），三尖瓣后瓣环折叠成形（图2-11-6）。 其革新方法是先将三尖瓣的前乳头肌缝制室间隔，将三尖瓣的前瓣充分展开（图2-11-7~图2-11-9），后行房化心室的纵行折叠（图2-11-10），折叠后瓣环（图2-11-11），Devaga法环缩三尖瓣环结扎（图2-11-12、图2-11-13）。 ❷ Carpentier方法　房化心室纵行折叠及三尖瓣成形术，在三尖瓣前瓣距前隔交界1/3处开始切离前瓣、后瓣至后隔交界（图2-11-14）。带垫片双头线间断褥式缝合，纵行布线（图2-11-15），打结纵行折叠房化心室（图2-11-16），注意外侧的右冠状动脉。带垫片双头线折叠后瓣环（图2-11-17）。将游离的瓣叶连续缝合在三尖瓣瓣环上（图2-11-18），人工瓣环行三尖瓣成形术（图2-11-19），打水测试三尖瓣反流情况。

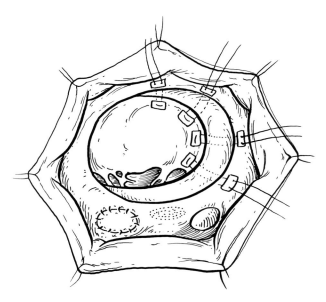

图2-11-4

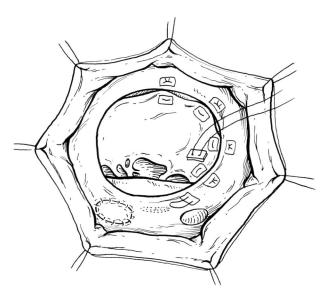

图2-11-5

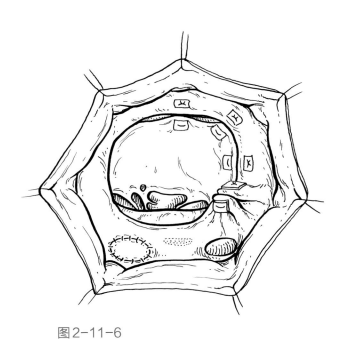

图2-11-6

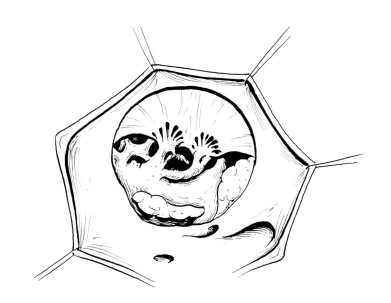

图2-11-7

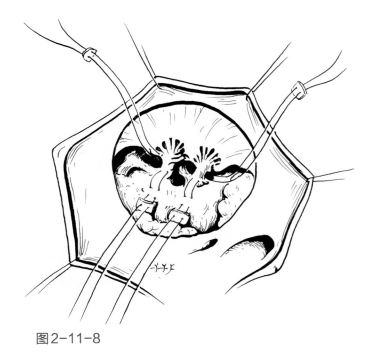

图 2-11-8

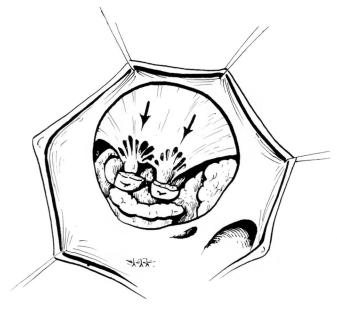

图 2-11-9

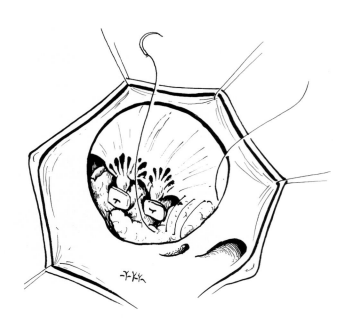

图 2-11-10

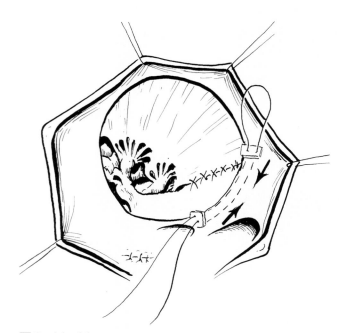

图 2-11-11

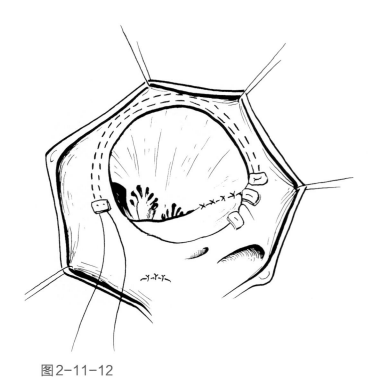

图 2-11-12

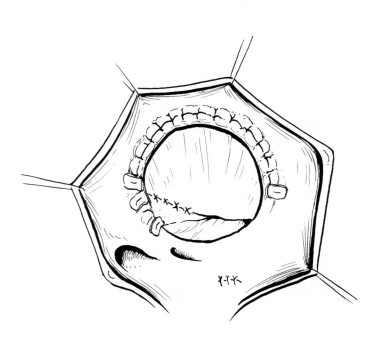

图 2-11-13

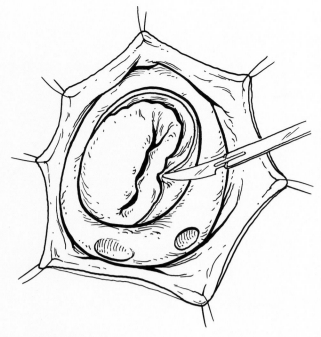

图 2-11-14

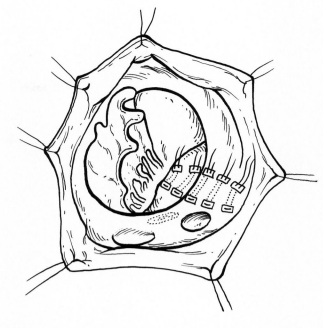

图 2-11-15

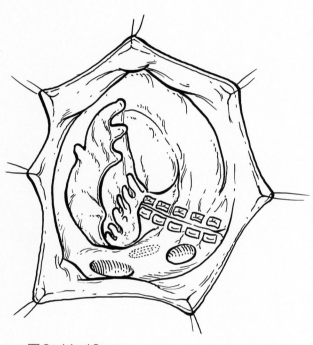

图 2-11-16

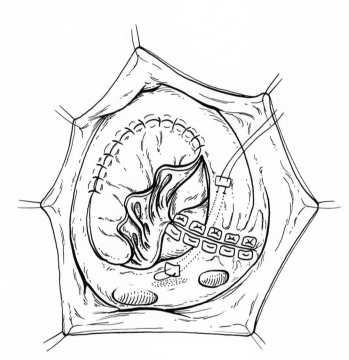

图 2-11-17

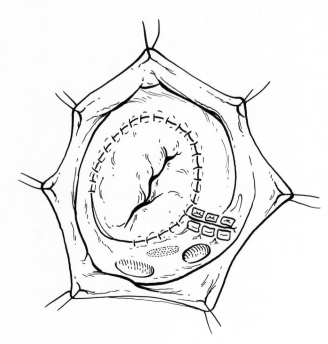

图 2-11-18

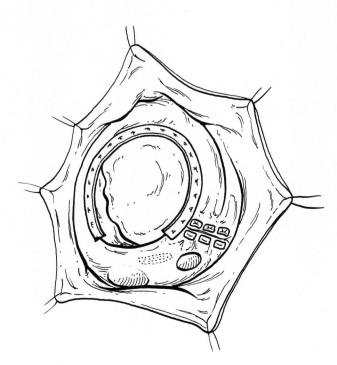

图 2-11-19

❸ Quaegebeur方法　按照图中所示虚线右三尖瓣的前隔交界开始切离前瓣、后瓣至后隔交界（图2-11-20），切除瓣下异常的纤维条索，完全游离出前瓣、后瓣（图2-11-21）。纵行折叠房化心室（图2-11-22），将游离的瓣叶重新缝合在缩小后的三尖瓣环上，打水测试三尖瓣反流情况（图2-11-23）。

❹ 三尖瓣锥形重建术（Cone成形法）　探查三尖瓣瓣叶发育情况（图2-11-24），在前隔交界开始，从根部切离三尖瓣前瓣大部、后瓣，充分游离并切离三尖瓣隔瓣至前隔交界处（图2-11-25），纵行折叠房化心室，并使用带垫片双头针间断布线于三尖瓣环处（图2-11-26），折叠三尖瓣环，将游离的瓣叶顺时针缝合于新的三尖瓣环上，打水测试三尖瓣反流情况（图2-11-27）。

❺ 三尖瓣置换术　对于三尖瓣成形不理想的患者，切除三尖瓣瓣叶及其瓣下腱索，保留隔瓣及后瓣部分瓣叶，使用换瓣线于三尖瓣环间断布线一周，在冠状静脉窦外侧绕行穿过Todaro韧带布线，穿过人工三尖瓣，推下打结（图2-11-28）。

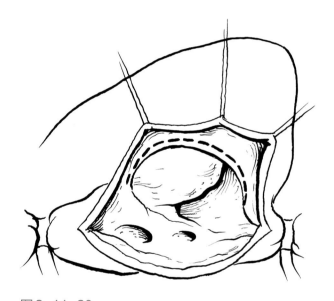

图2-11-20

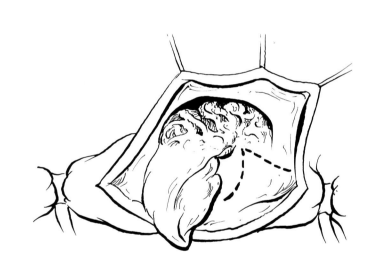

图2-11-21

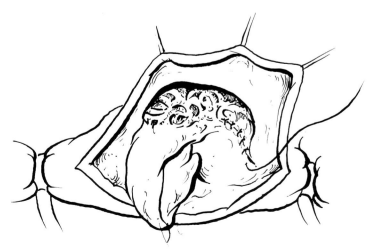

图2-11-22

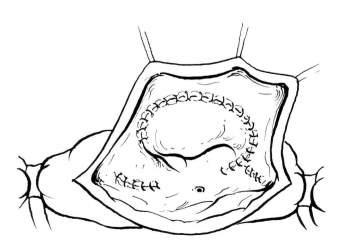

图2-11-23

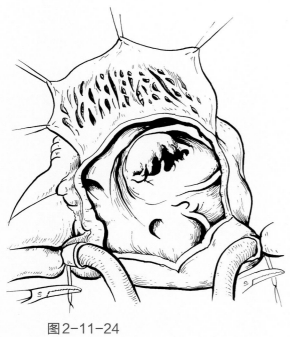

图 2-11-24

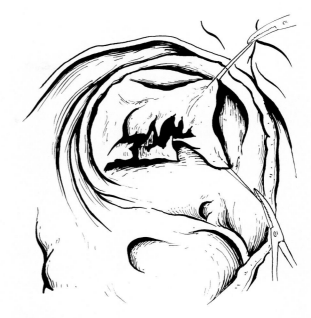

图 2-11-25

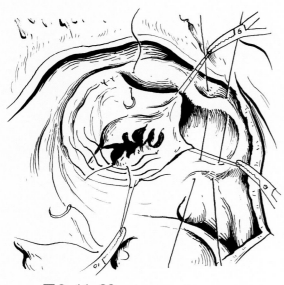

图 2-11-26

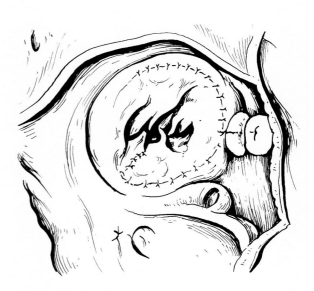

图 2-11-27

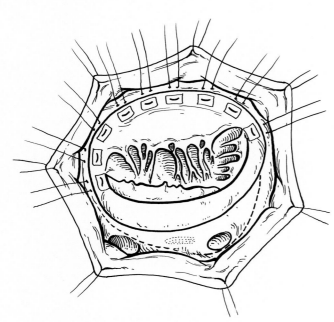

图 2-11-28

第十二节　完全房室隔缺损

分　　型　❶ A型　前桥瓣腱索在室间隔上均匀分布，将瓣叶分为左上瓣和左下瓣，瓣叶下腱索附着于相应的心室面（图2-12-1）。

❷ B型　前桥瓣腱索附着于室间隔的右心室面乳头肌（图2-12-2）。

❸ C型　前桥瓣完全悬浮于室间隔上，无腱索附着，形成巨大的室间隔缺损（图2-12-3）。

适 应 证　一旦确诊，都应手术治疗，出现心衰症状，尽早手术。

禁 忌 证　出现严重肺高压，阻塞性肺血管疾病，合并复杂畸形无法行根治手术，可行姑息手术。

麻　　醉　气管插管全身麻醉。

体位及切口　仰卧位，胸骨正中切口。

体外循环　常规建立体外循环。

手术步骤　❶ 部分房室隔缺损的修复可参照本章第二节。

❷ 传统单片法修补　注水试验探查前后桥瓣对合缘，并设定左右房室瓣的分割线（图2-12-4），在前后桥瓣室间隔嵴中线偏右侧切开（图2-12-5）。裁剪适当大小的心包补片，于室上嵴中点开始缝置带垫片的双头线，保持缝合线在右心室侧，间断褥式缝合穿过心包补片缘，将补片推下打结（图2-12-6）。缝合左侧房室瓣到补片上，穿过补片缝合右侧房室瓣，共计缝合三层结构（图2-12-7），然后分别缝合左侧及右侧的前后瓣叶对合缘（图2-12-8），注水试验检测两侧瓣膜的反流程度，然后使用剩余补片修补原发房间隔缺损（图2-12-9），也可将冠状静脉窦隔入左心房。

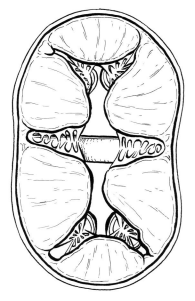

图2-12-1

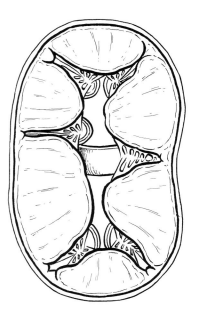

图2-12-2

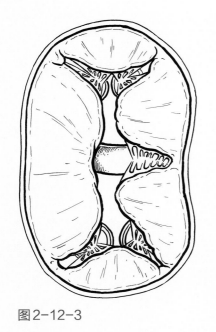

图2-12-3

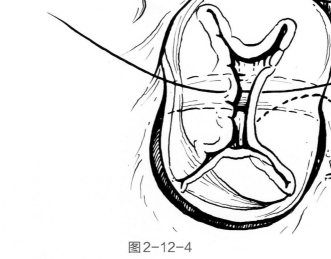

图2-12-4

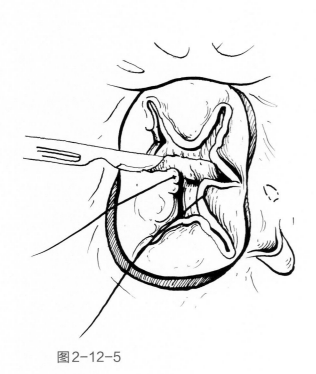

图2-12-5

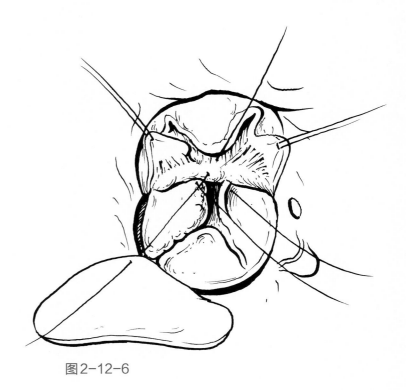

图2-12-6

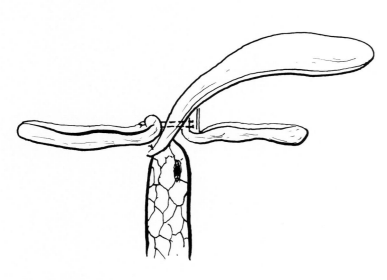

图2-12-7

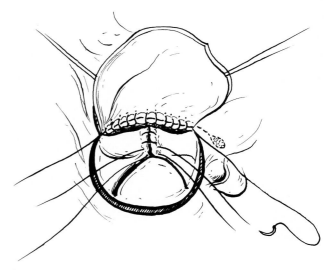

图2-12-8

❸ 改良单片法修补（单片下压法） 裁剪合适大小的心包补片，于右心室面布好带垫片的褥式缝合线，将缝合线穿过前后桥瓣与室间隔对合线后再穿过心包补片下缘（图2-12-10），将补片推下结扎（图2-12-11），缝合左侧瓣叶前后裂隙（图2-12-12），缝合右侧的前后瓣叶对合缘，注水试验检测两侧瓣膜的反流程度，将心包片修补原发孔房间隔缺损（图2-12-13），也可将冠状静脉窦隔入左心房。

❹ 双片法 根据室间隔缺损的大小及前后桥瓣的距离，裁剪相应大小的半圆形补片（图2-12-14），于室间隔右心室面布线，间断褥式缝合带垫片的双头针并穿过补片下缘，于前后桥瓣根部，在左右瓣叶的分界线穿过瓣叶，穿过右心房侧（图2-12-15），此处应缝合严密，将补片推下打结，完成室间隔缺损的修补（图2-12-16）。修剪适合大小的补片用于修补房间隔缺损，间断褥式缝合线穿过室间隔补片、桥瓣分界线、房间隔补片（图2-12-17），由前后向终点汇合，然后推下打结（图2-12-18），缝合左侧房室瓣的前后对合缘，注水试验检测左侧瓣膜的反流程度（图2-12-19），用心包片修补原发孔房间隔缺损，也可将冠状静脉窦隔入左心房（图2-12-19），右侧房室瓣成形（图2-12-20）。

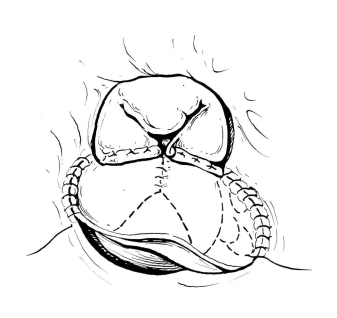

图2-12-9

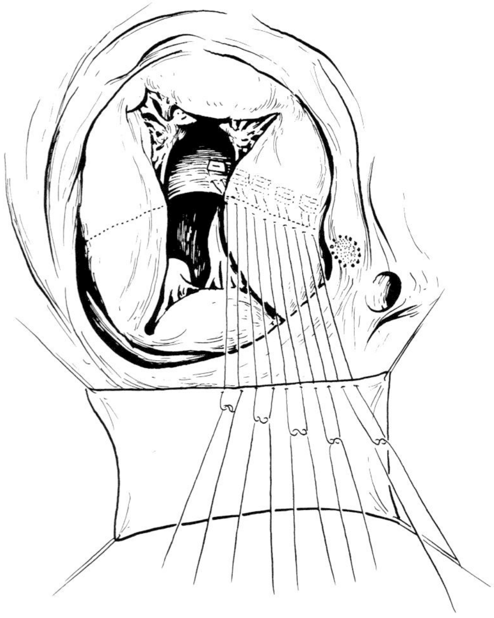

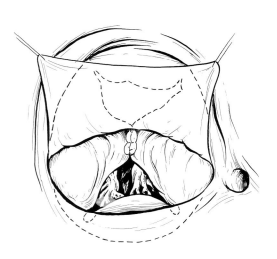

图2-12-10

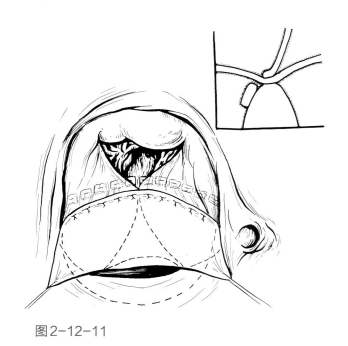

图2-12-11

图2-12-12

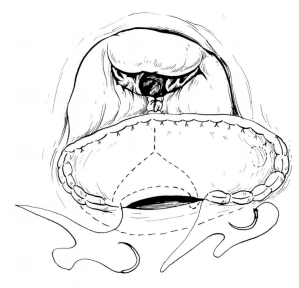

图2-12-13

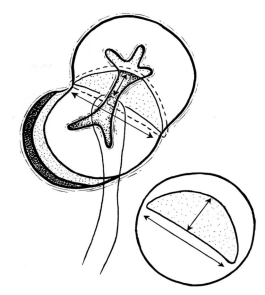

图2-12-14

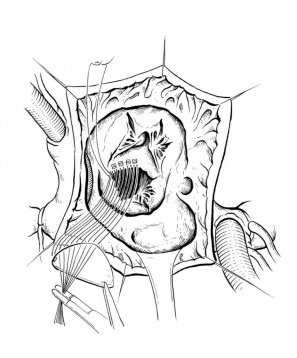

图2-12-15

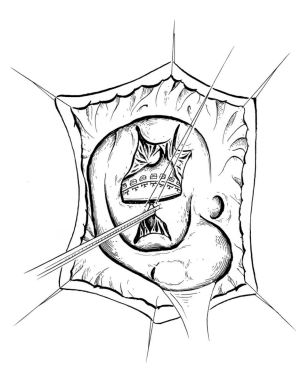

图2-12-16

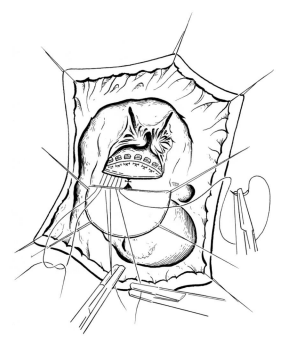

图2-12-17

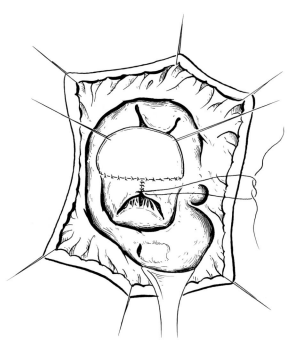

图2-12-18

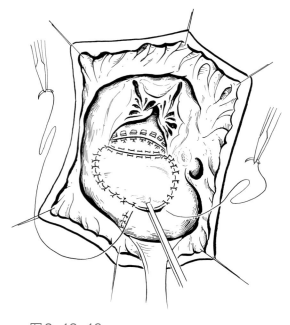

图 2-12-19

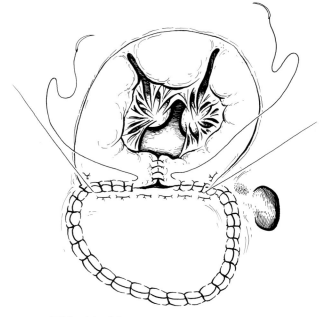

图 2-12-20

手术的主要目的是闭合房室间隔缺损，恢复左右房室瓣功能，术中为使左侧房室瓣功能恢复良好，可适当将桥瓣分界线向右侧靠近，以增大左侧房室瓣的面积。

第十三节　肺动脉闭锁合并室间隔缺损

分　　型　　原称为法洛四联症合并肺动脉闭锁，其分型有：
❶　Ⅰ型　有肺动脉主干，动脉导管依赖（图2-13-1）。
❷　Ⅱ型　肺动脉干缺如，动脉导管依赖（图2-13-2）。
❸　Ⅲ型　肺动脉及其分支发育不良，合并巨大侧支循环（图2-13-3）。
❹　Ⅳ型　肺动脉及其分支缺如，合并巨大侧支循环（图2-13-4）。

适 应 证　　Ⅰ型、Ⅱ型与法洛四联症相同；Ⅲ型和Ⅳ型应在生后3~6个月行心内修复和/或单源化手术。

禁 忌 证　　出现阻塞性肺血管疾病。

麻　　醉　　气管插管全身麻醉。

体位及切口　　仰卧位，胸骨正中切口。

体外循环　　常规建立体外循环。

手术步骤　　❶　姑息手术建立右心室肺动脉连接　肺动脉发育不良，无法行根治手术，可先行姑息手术。细致游离肺动脉及其分支（图2-13-5），钳夹左右肺动脉，横断发育不良的肺动脉干，于两侧切口肺动脉干，选用6~8mm的单瓣生物管道，进行修剪后，远端与肺动脉干近心端切口端端吻合（图2-13-6）。

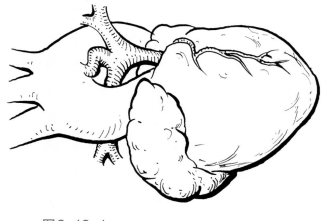

图 2-13-1

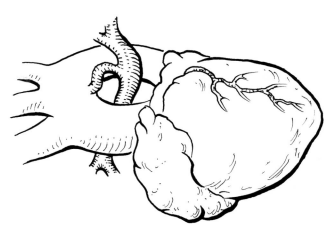

图 2-13-2

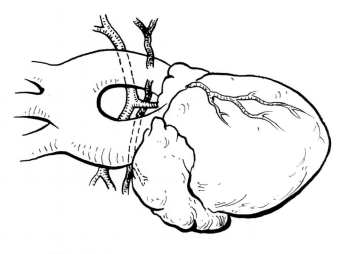

图 2-13-3

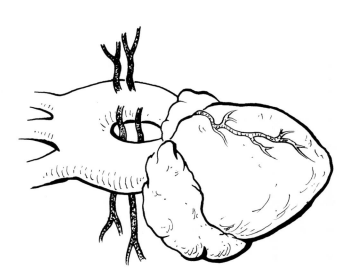

图 2-13-4

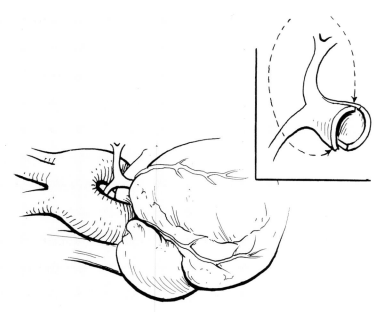

图 2-13-5

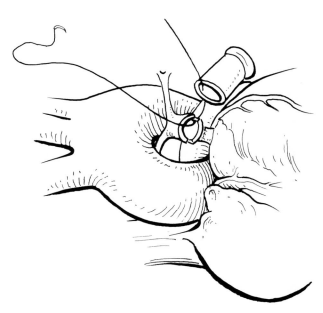

图 2-13-6

将管道内侧缘与右心室漏斗部肌肉吻合（图2-13-7），使用心包补片于生物管道外侧缘缝合形成帽状结构以扩大吻合口，然后在右心室漏斗部的对应位置做纵行切口（图2-13-8）。将帽状心包与右心室切口吻合（图2-13-9）。

❷ 单源化手术　术前充分评估侧支血管的起源、走行及供应肺段，明确真-肺动脉供应肺段，识别出侧支血管中狭窄段的位置。体外循环开始后于远端结扎所有侧支，对于有发育不良肺动脉干合并巨大侧支循环的患者（Ⅲ型）（图2-13-10），切断所有侧支后，横断主肺动脉干，按虚线设计出侧支与肺动脉的吻合位置（图2-13-11），使用7-0可吸收聚酯线缝合，避免过分牵拉和扭曲血管（图2-13-12），向左右两侧扩大肺动脉干，并与带瓣的生物管道远端吻合（图2-13-13），然后完成心内室间隔缺损的修补和管道与右心室流出道的吻合。

而对于肺动脉干缺如的Ⅳ型患者（图2-13-14），首先将侧支结扎后切断，将侧支中的狭窄段切除，将两侧的侧支与聚四氟乙烯管端端吻合形成两侧血流的汇合处（图2-13-15），而后于带瓣管道端侧吻合（图2-13-16），然后完成心内室间隔缺损的修补和管道与右心室流出道的吻合。

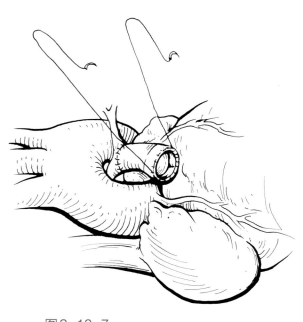

图2-13-7

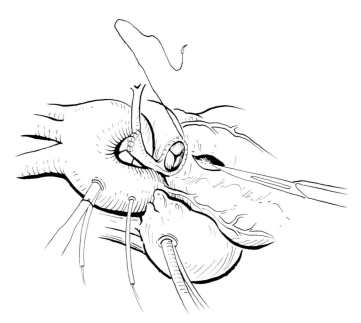

图2-13-8

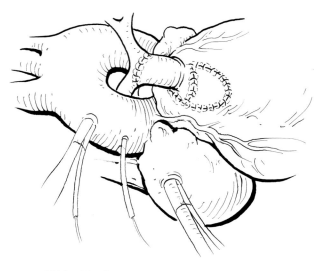

图2-13-9

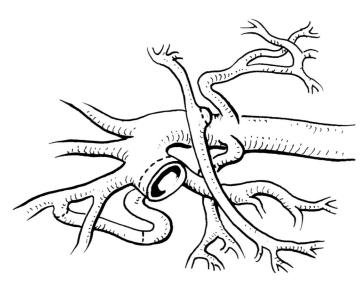

图2-13-10

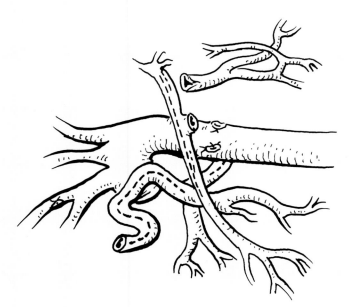

图 2-13-11

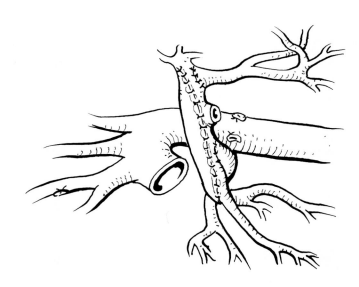

图 2-13-12

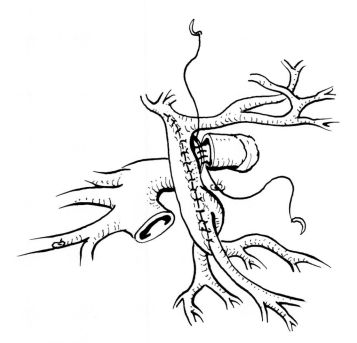

图 2-13-13

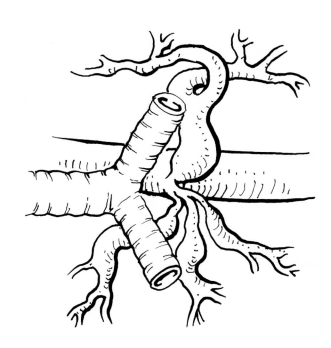

图 2-13-14

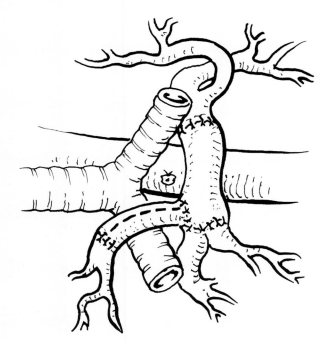

图 2-13-15

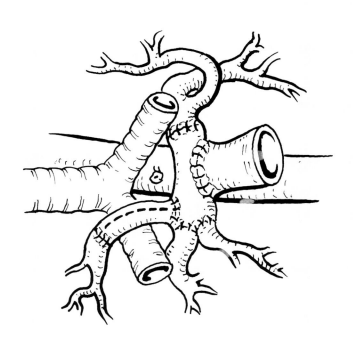

图 2-13-16

第十四节　室间隔完整的肺动脉闭锁

| 适 应 证 | 一旦确诊，均应尽快行内科介入或外科手术治疗。根据右心室的发育程度（三尖瓣Z值），行不同的手术方式。（表2-14-1） |

表2-14-1　基本手术策略

右心室发育不良程度	三尖瓣Z值	基本手术策略
轻度	$-2\sim0$	双心室修复
中度	$-4\sim-2$	一个半心室修复
重度	$-6\sim-4$	单心室修复

禁 忌 证	若存在右心室依赖性肺循环，则只能行体–肺分流术或单心室修复，不可打开右心室流出道。
麻　　醉	气管插管全身麻醉。
体位及切口	仰卧位，胸骨正中切口。
体外循环	常规建立体外循环。
手术步骤	❶ 肺动脉直视切开术见本章第五节。
	❷ 体–肺分流术见本章第二十四节。
	❸ 改良锁骨下动脉–肺动脉分流（Blalock-Taussig分流）联合右心室流出道补片加宽　使用3.5mm人工管道分别与右侧锁骨下动脉和右肺动脉行端侧吻合，动脉导管结扎，瓣环右心室流出道补片加宽，右心室切口应延伸至体部（图2-14-1），心包补片修补右心室流出道及肺动脉干（图2-14-2）。

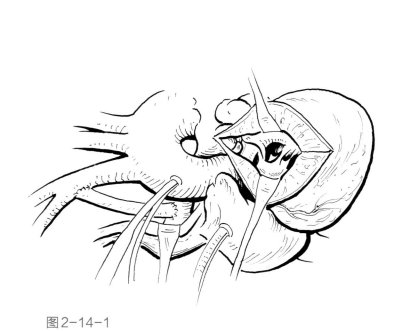

图2-14-1

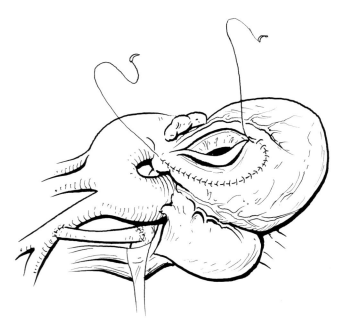

图2-14-2

❹ 一个半心室修复　双向腔肺动脉连接术（双向 Glenn 术）联合右心室流出道补片加宽，在左侧无名静脉与下腔静脉分别插入直角引流管，横断上腔静脉，缝闭近心端，对应右肺动脉切口端侧吻合，右心室流出道补片加宽，房间隔缺损补片修补后可保留一交通孔（图2-14-3）。

❺ 一又四分之一心室修复　上腔静脉近心端与右肺动脉下缘吻合，其他同一个半心室修复（图2-14-4）。

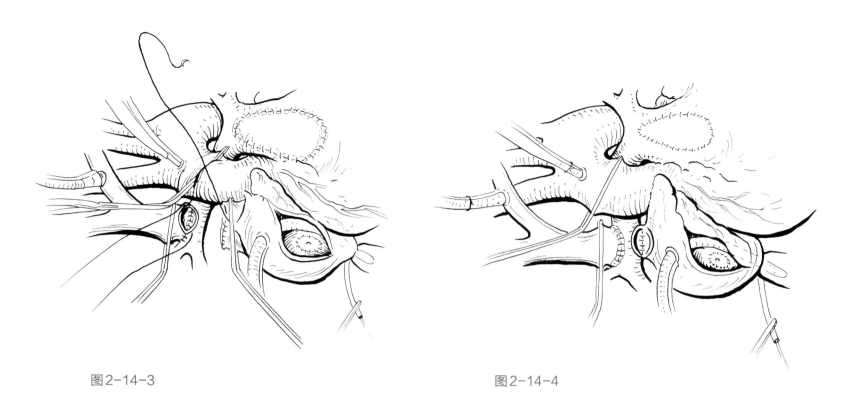

图2-14-3　　　　　　　　　　　　　　　　　图2-14-4

第十五节　左心室流出道梗阻

适应证	跨瓣压差>50mmHg 或出现心衰症状需外科手术。
麻醉	气管插管全身麻醉。
体位及切口	仰卧位，胸骨正中切口。
体外循环	常规建立体外循环。
手术步骤	❶ 主动脉瓣狭窄 （1）Konno 手术（主动脉-心室成形术）：于窦管交界水平横断升主动脉（图2-15-1），切除狭窄的主动脉瓣叶，行 Konno 经典切口，即于主动脉左右冠瓣交界处切开主动脉瓣环，并向下延伸至室间隔（图2-15-2）。使用同种异体的带瓣主动脉血管，该血管同时带有与主动脉瓣相连的二尖瓣瓣叶组织，二尖瓣组织用于修补和扩大室间隔及主动脉瓣环，以增宽左心室流出道（图2-15-3）。

经典Konno手术是采用自体心包加宽室间隔切口、主动脉瓣环及主动脉根部，而后使用人工主动脉瓣进行主动脉瓣置换。

（2）Ross联合Konno手术：切离主动脉根部，将两侧冠状动脉开口带纽扣片切下，切离肺动脉根部及部分右心室组织（图2-15-4），于肺动脉瓣上水平横断肺动脉干获得肺动脉瓣，行Konno切口，将主动脉瓣下的室间隔切开（图2-15-5），将肺动脉根部与左心室流出道吻合（图2-15-6），左冠状动脉开口原位吻合，行新的主动脉根部与远端端端吻合，并使用同种异体的带瓣管道与肺动脉远端端端吻合（图2-15-7），行右冠状动脉开口的原位吻合，将带瓣管道与右心室吻合，可使用心包补片加宽吻合口（图2-15-8）。

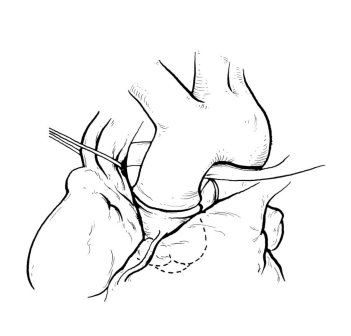

图2-15-1

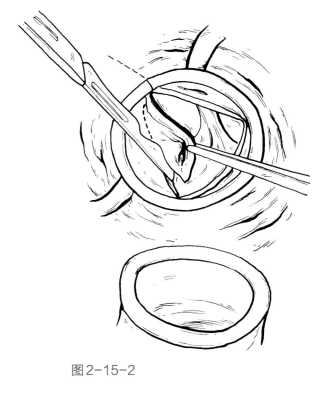

图2-15-2

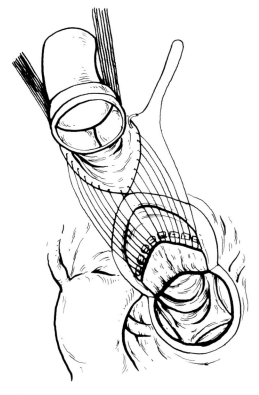

图2-15-3

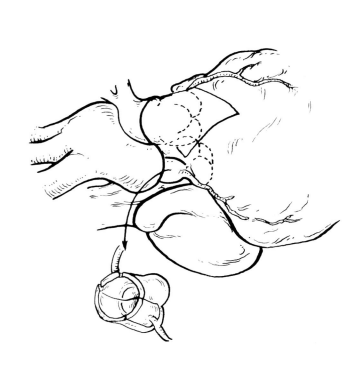

图2-15-4

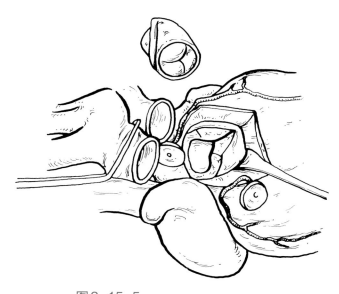

图2-15-5

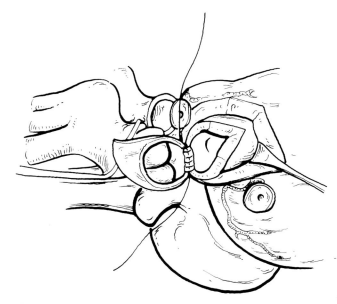

图2-15-6

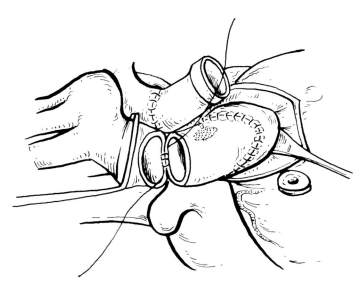

图2-15-7

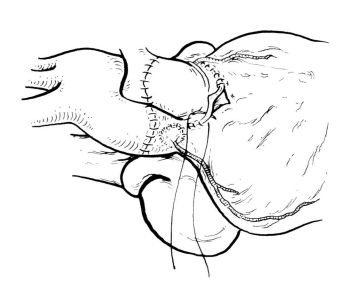

图2-15-8

（3）主动脉瓣环加宽：前部行Konno切口，不切入心室部分（图2-15-9），后部行Nicks切口，即经左冠瓣与无冠瓣交界朝向无冠瓣中点的切口（图2-15-10）。使用心包补片扩大主动脉瓣环和瓣窦（图2-15-11），行人工瓣环置换（图2-15-12）。

❷　主动脉瓣上狭窄

（1）单补片修补：对于无左冠窦狭窄的患者，使用"人"字形补片修补，于主动脉前壁切开主动脉，向右冠状动脉开口的右侧切入无冠窦内，向右冠状动脉开口的左侧切入右冠窦内（图2-15-13），将适当大小的补片缝合于主动脉前壁（图2-15-14）。

（2）三片法修补：窦管交界横断升主动脉（图2-15-15），分别切开每个主动脉窦，注意勿损伤冠状动脉的开口（图2-15-16），使用适合大小的补片修补相应的主动脉窦（图2-15-17）。

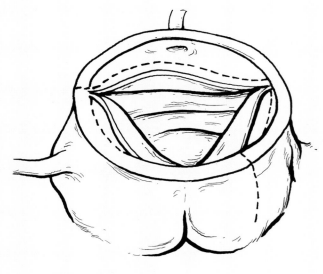

图2-15-9

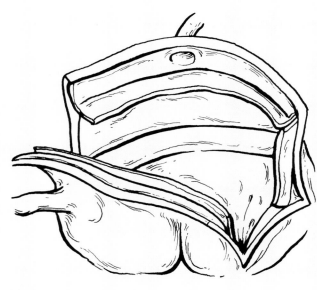

图2-15-10

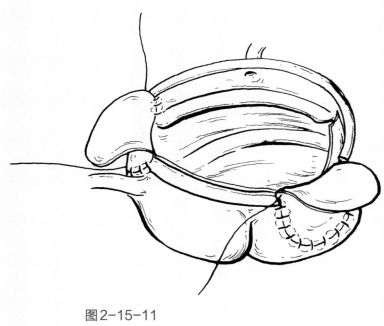

图2-15-11

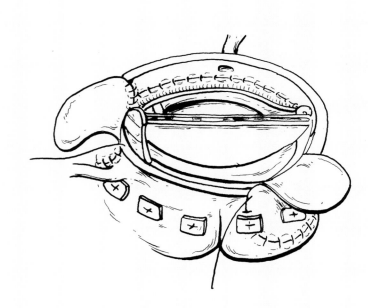

图2-15-12

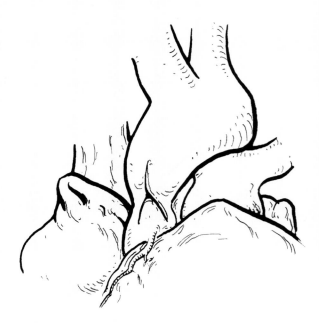

图2-15-13

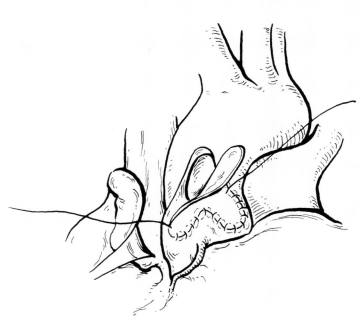

图2-15-14

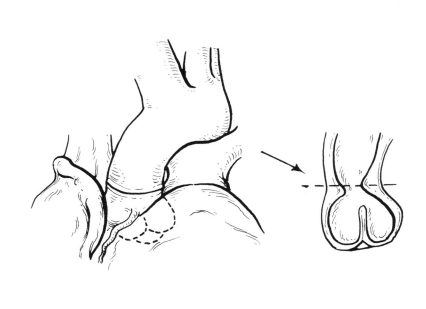

图 2-15-15

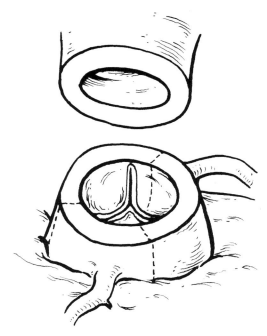

图 2-15-16

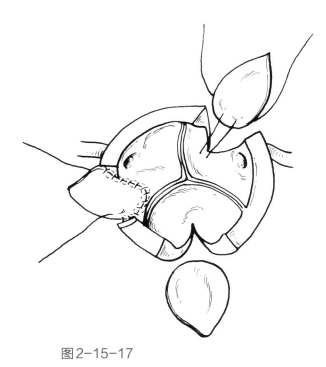

图 2-15-17

第十六节　左心发育不良综合征

适 应 证	一旦确诊，均应尽快行外科手术治疗。
禁 忌 证	早产和低体重不适宜行 Norwood 手术；不可治疗的心外畸形或其他遗传病、休克、肝肾功能损伤不适宜行外科手术。
麻　　醉	气管插管全身麻醉。
体位及切口	仰卧位，胸骨正中切口。
体外循环	常规建立体外循环，深低温停循环。

手术步骤

❶ I期Norwood手术　于生后新生儿期施行，肺动脉根部朝向主动脉插入灌注管（8F），开始转流时，于主动脉插管近心端缝扎动脉导管，横断肺动脉干（图2-16-1），阻断左颈总动脉和头臂干，深低温停循环，直接缝合或使用心包补片修补肺动脉远端的切口，右心房切口，充分切除房间隔。清除主动脉侧的导管组织，并将主动脉切口向远端扩大至左锁骨下动脉以远，近端切口延长至肺动脉横断水平，肺动脉根部可朝向主动脉根部做一"V"形切口（图2-16-2）。于肺动脉前壁做切口，使用5mm的PTFE管施行Sano分流的肺动脉一端，也可施行B-T分流术（图2-16-3）。应用同种异体的血管片修补主动脉弓部（图2-16-4），间断缝合主动脉根部与肺动脉根部，使其形成一个新的动脉根部（图2-16-5），然后将补片近心端与新的主动脉根部吻合（图2-16-6）。右心室漏斗部行斜行切口，完成Sano分流（图2-16-7）。

当主动脉直径过细时（图2-16-8），将细小的升主动脉切除，然后扩大主动脉弓部切口（图2-16-9），使用同种异体血管完成升主动脉置换（图2-16-10）。

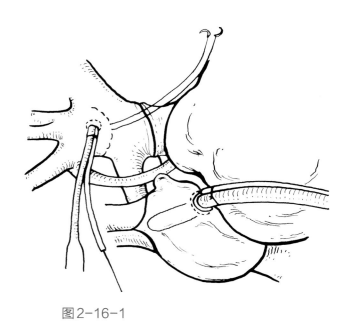

图2-16-1

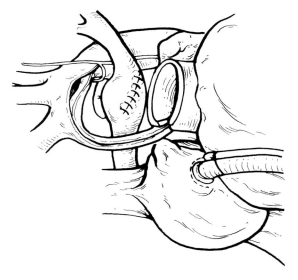

图2-16-2

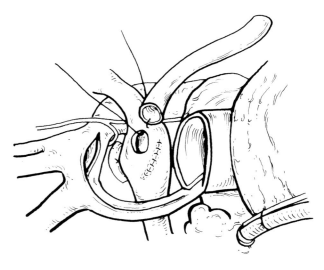

图2-16-3

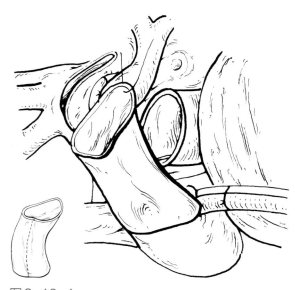

图2-16-4

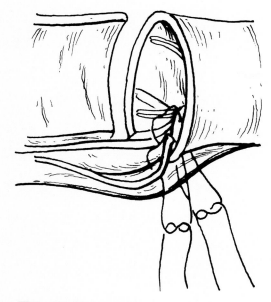

图2-16-5

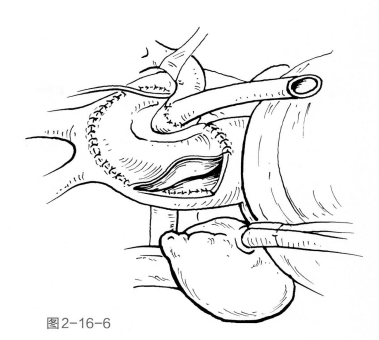

图2-16-6

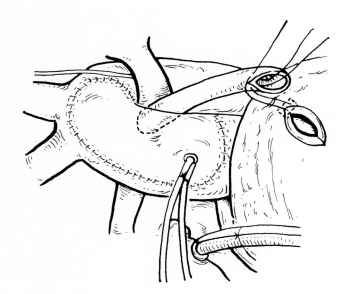

图2-16-7

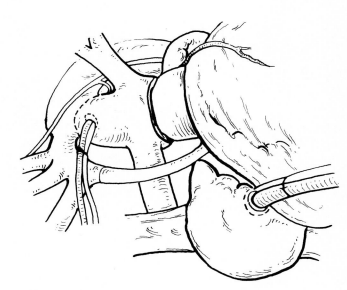

图2-16-8

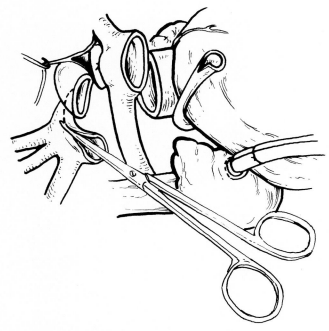

图2-16-9

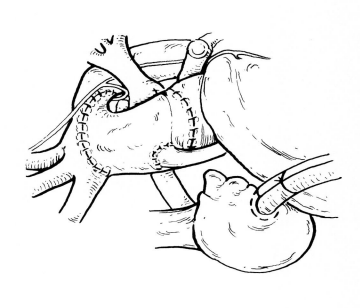

图2-16-10

❷ Ⅱ期手术为双向Glenn手术　即双向腔肺动脉连结术，将上腔静脉与有肺动脉端侧吻合，可在非体外循环下完成。

❸ Ⅲ期手术为Fontan手术见本章第二十三节。

❹ Yasui手术　该手术适用于主动脉闭锁合并室间隔缺损的患儿，非严格意义的左心室发育不良综合征。

右心室切口暴露室间隔缺损（图2-16-11），按照Norwood方式横断肺动脉，扩大主动脉弓部切口，并同种血管修补升主动脉，构建新的升主动脉（图2-16-12），按照Rastelli手术的方式，于心内缝合左心室到主动脉板障形成心内隧道，然后同种心外管道连接右心室和肺动脉（图2-16-13）。

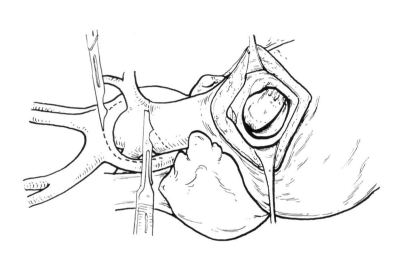

图2-16-11

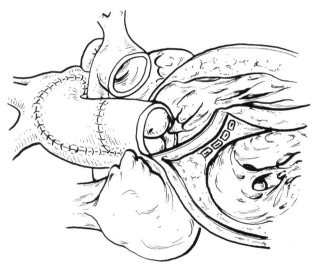

图2-16-12

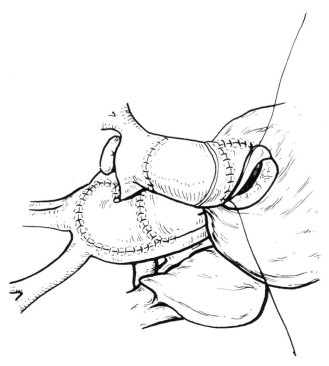

图2-16-13

第十七节 血管环和气管狭窄

分　型

❶ 完全血管环　双主动脉弓（图2-17-1）。
　　主动脉弓合并左位导管韧带（图2-17-2）。

❷ 不完全血管环　肺动脉吊带（图2-17-3）。
　　左主动脉弓合并迷走右锁骨下动脉（图2-17-4）。
　　无名动脉压迫综合征（图2-17-5）。

适 应 证

患儿出现吞咽或呼吸困难、反复的呼吸道感染等，现在主张在没有症状时就早期手术，否则出现气管软化后，手术效果不佳。

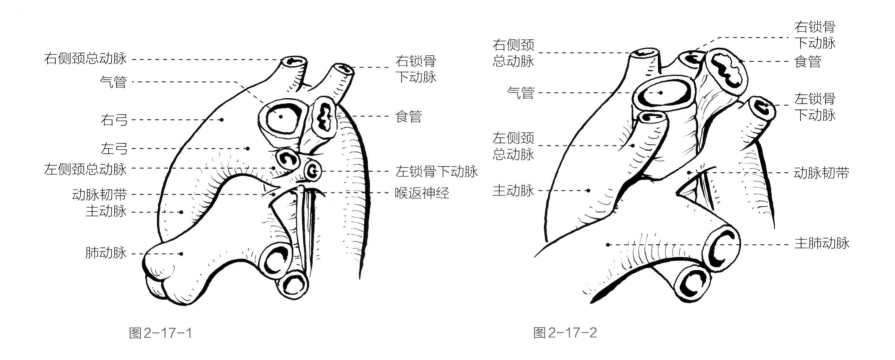

图 2-17-1

图 2-17-2

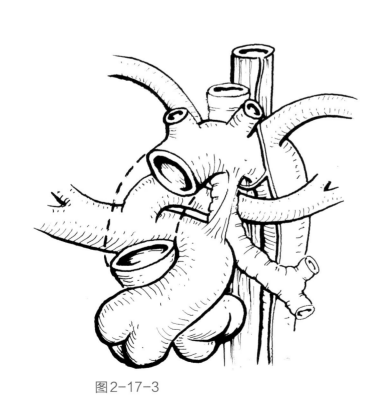

图 2-17-3

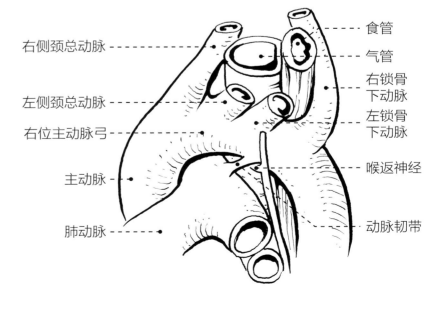

图 2-17-4

079

麻　　醉	气管插管全身麻醉。
体位及切口	依手术而定。
手术步骤	❶ 双主动脉弓　左前弓切断缝合术：左后外侧第4肋间径路，非体外循环下完成。目的为切断非主要的动脉弓，常为左前弓。缝合切断动脉导管韧带。游离左前弓的主要分支、左锁骨下动脉、左颈总动脉、左前弓与降主动脉连接处，并横断，缝合两端切口（图2-17-6）。同期监测左侧桡动脉血压。充分游离气管和食管周围组织。胸膜不缝合（图2-17-7）。
	❷ 右位主动脉弓合并左位导管韧带　该类畸形若伴有左侧的迷走锁骨下动脉，常合并Kommerell憩室（图2-17-8）。手术经左后外侧第4肋间径路，先结扎并切断导管韧带（图2-17-9），切除Kommerell憩室，完成左锁骨下动脉到左颈总动脉的端侧吻合，胸膜不缝合（图2-17-10）。

ER 2-17-1
肺动脉吊带
矫治术

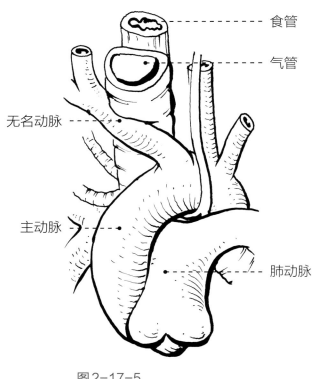

图2-17-5

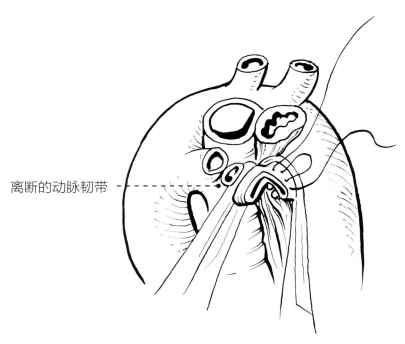

图2-17-6

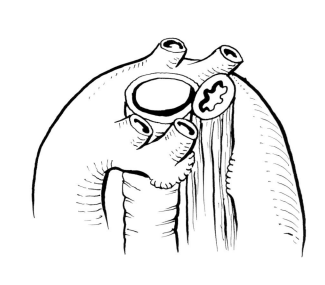

图2-17-7

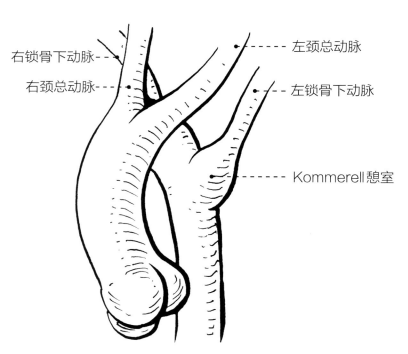

图2-17-8

❸ 肺动脉吊带（左肺动脉异位起源于右肺动脉） 胸骨正中切口，体外循环下施行，切断动脉韧带，于左肺动脉异常起源处离断，缝合右肺动脉切口，充分游离左肺动脉，将左肺动脉重新吻合于肺动脉干处（图2-17-11）。对于合并气管狭窄的患者，既往将左肺动脉后方狭窄气管段切除（图2-17-12），将左肺动脉移至前方后（图2-17-13），重新端端吻合气管（图2-17-14）。

❹ 无名动脉压迫综合征 经左侧左前外侧第4肋间径路，将无名动脉用带垫片的双头针悬吊于胸骨后的骨膜上，将无名动脉提起，以减少对气管的压迫（图2-17-15）。

❺ 降主动脉移植术 因降主动脉与肺动脉之间空间狭小，导致气管狭窄（图2-17-16），胸骨正中切口，体外循环下，将降主动脉移植至升主动脉，解除对气管的压迫（图2-17-17）。

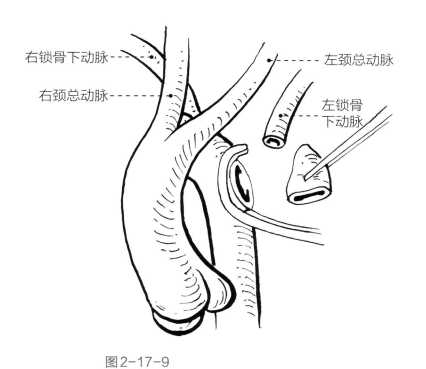

图 2-17-9

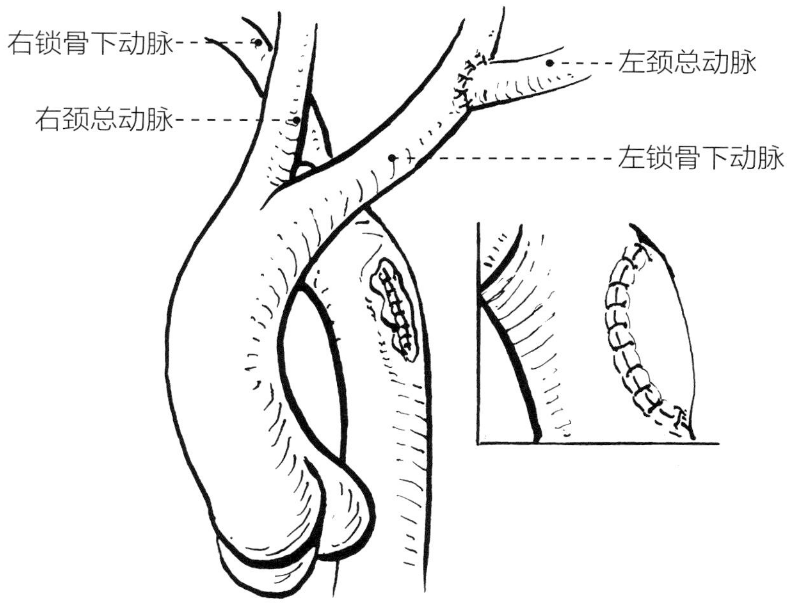

图 2-17-10

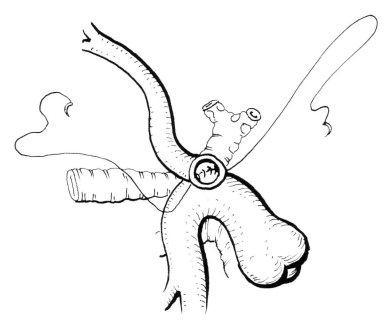

图 2-17-11

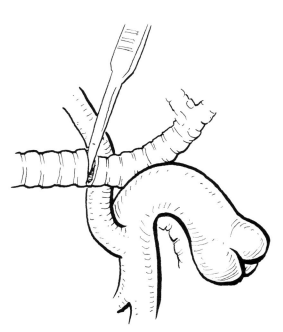

图 2-17-12

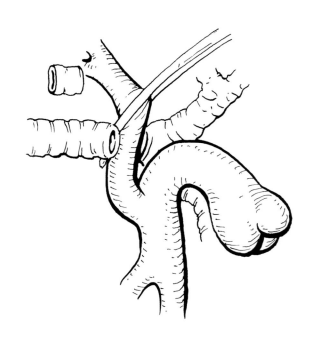

图 2-17-13

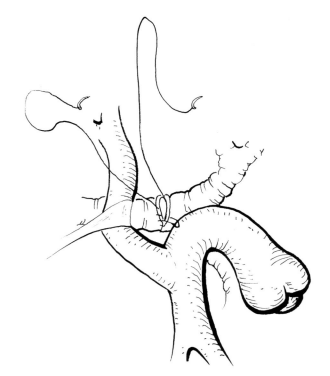

图 2-17-14

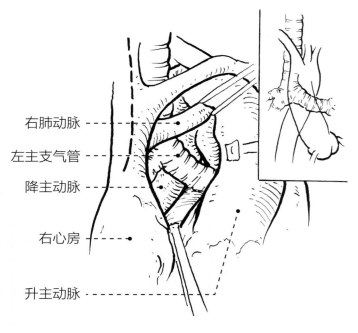

右肺动脉

左主支气管

降主动脉

右心房

升主动脉

图 2-17-15

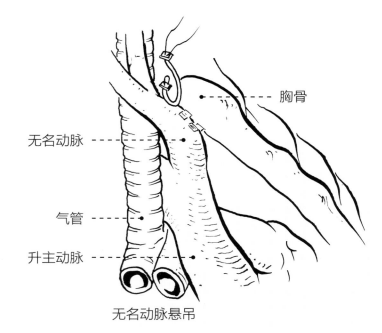

无名动脉

气管

升主动脉

无名动脉悬吊

胸骨

图 2-17-16

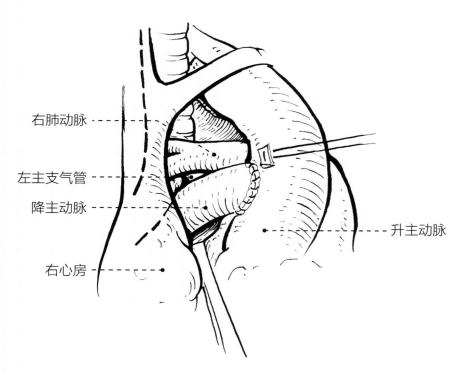

右肺动脉

左主支气管

降主动脉

右心房

升主动脉

图 2-17-17

6 气管滑片成形法　胸骨正中切口，上端略高应在胸骨上窝平面，体外循环浅低温施行。首先解决心血管畸形，充分游离气管周围组织，于气管狭窄处横断气管（图2-17-18），切开气管上段的后面，下端的前面（图2-17-19），上下切开长度适中，将下段气管上提到上段气管后方的切口顶部，由此开始连续外翻缝合（图2-17-20），将气管的切口缘朝向外，以保持气管的圆形内径（图2-17-21）。

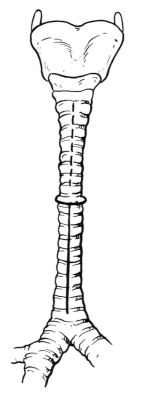

图2-17-18

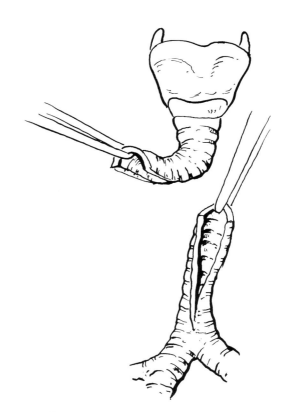

图2-17-19

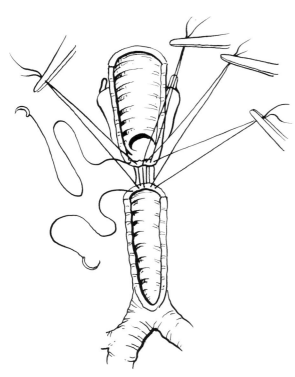

图2-17-20

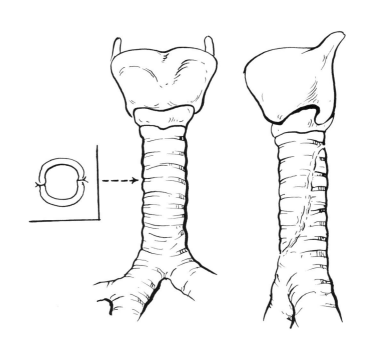

图2-17-21

第十八节　主动脉缩窄

适 应 证	有症状的患者都应尽快手术治疗；无症状的患者，若缩窄处的直径小于正常值的一半，也应手术治疗。
麻　　醉	气管插管全身麻醉。
体位及切口	右侧卧位，后外侧切口，第4肋入胸。
体外循环	大部分患者可在非体外循环下完成。
手术步骤	❶ 人工补片修补主动脉缩窄　细致分离处缩窄段，探查动脉导管，小心此处的迷走神经及喉返神经（图2-18-1），切断缝合动脉导管，阻断缩窄段的近心端及远心端，纵行切开缩窄的降主动脉，剪除缩窄主动脉内的隔膜组织（图2-18-2）。使用修剪好的心包补片修补主动脉切口（图2-18-3），使用双头针修补连续缝合补片，在主动脉另一侧汇合打结（图2-18-4）。

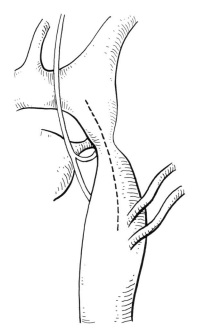

图2-18-1

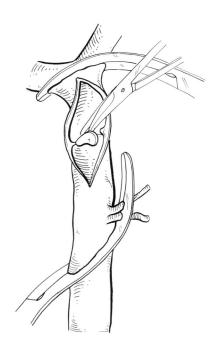

图2-18-2

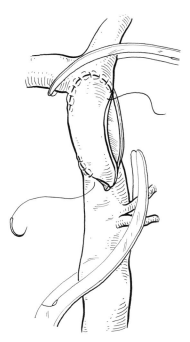

图2-18-3

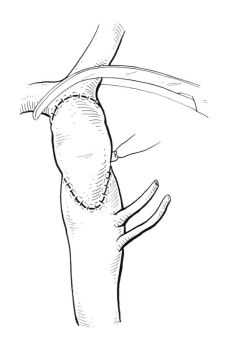

图2-18-4

❷ 左锁骨下动脉与降主动脉人造血管吻合术　应选用左锁骨下动脉较粗大的患者。侧壁钳钳夹左锁骨下动脉（图2-18-5），并行纵切口，使用人工血管端侧吻合，侧壁钳钳夹缩窄动脉的远端，并且作侧切口（图2-18-6），吻合人工血管远心端和降主动脉（图2-18-7）。

❸ 主动脉端端吻合　切断缝合动脉导管后，充分游离降主动脉缩窄段的上下组织（图2-18-8），阻断缩窄段的远心端及近心端，切除缩窄段后，将剩余两端切口端端吻合（图2-18-9、图2-18-10）。对于近心端主动脉内径较小的患者，可在一侧行小切口扩大内径后（图2-18-11），再与远心端行端端吻合（图2-18-12）。

对于狭窄段较长的患者（图2-18-13），切除狭窄的主动脉后，施行人工血管移植术（图2-18-14）。

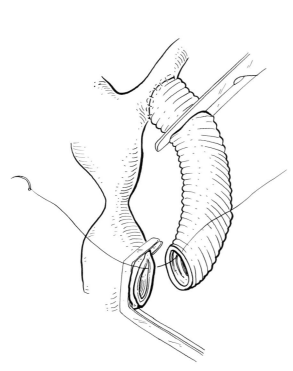

图2-18-5

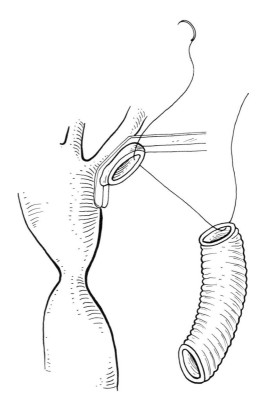

图2-18-6

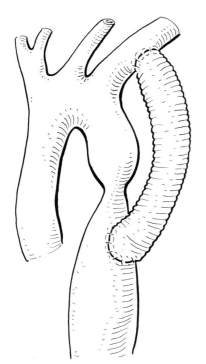

图2-18-7

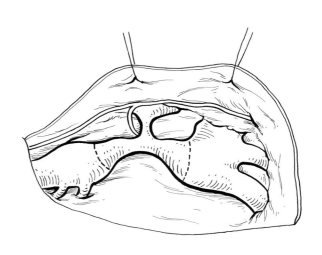

图2-18-8

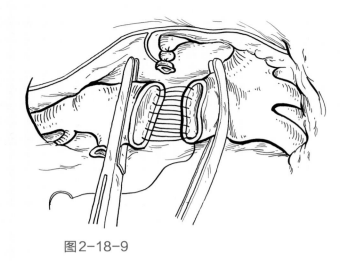

图 2-18-9

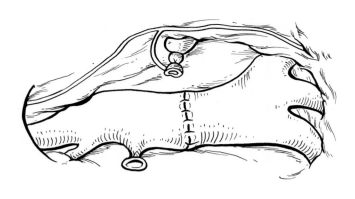

图 2-18-10

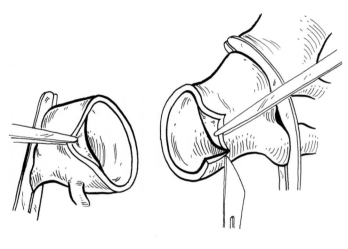

图 2-18-11

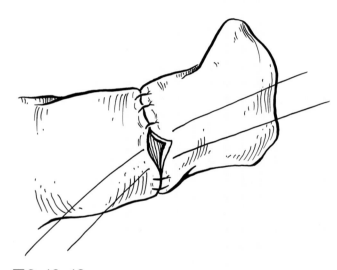

图 2-18-12

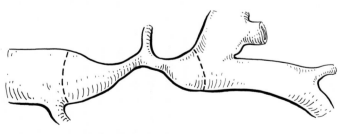

图 2-18-13

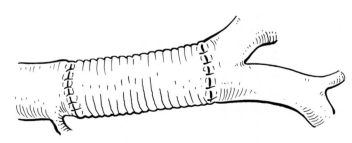

图 2-18-14

❹ 左锁骨下动脉组织片主动脉成形术　对于主动脉弓发育不良的患者（图2-18-15），近心端血管钳于左锁骨下和左颈总动脉之间阻断，远心端于缩窄段远端阻断，纵行切开缩窄段，结扎左锁骨下动脉远端，于近心端横断（图2-18-16），使用主动脉弓大弯侧及左锁骨下动脉的血管片修补降主动脉缩窄段（图2-18-17）。

操作前应充分游离缩窄段的上下组织，并切断缝合动脉导管，术中注意监测上下肢的血压搏动，预防胸导管损伤，注意止血。术后注意监测上下肢血压。

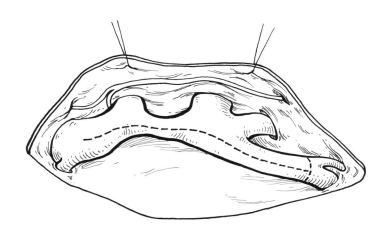

图2-18-15

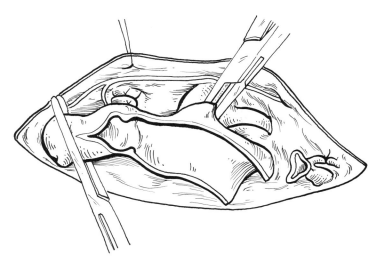

图2-18-16

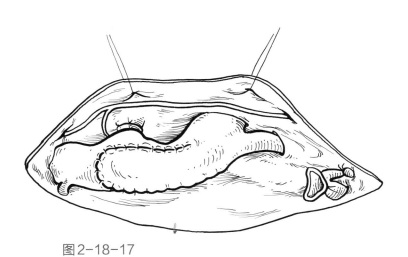

图2-18-17

第十九节　主动脉弓中断

<table>
<tr><td>分　型
（图2-19-1）</td><td>❶ A型　主动脉中断位置在左锁骨下动脉与动脉导管之间。
❷ B型　主动脉中断位置在左颈总动脉与左锁骨下动脉之间。
❸ C型　主动脉中断位置在无名动脉与左颈总动脉之间。</td></tr>
<tr><td>适 应 证</td><td>一旦确诊，应尽快手术治疗。</td></tr>
<tr><td>麻　醉</td><td>气管插管全身麻醉。</td></tr>
<tr><td>体位及切口</td><td>单纯主动脉弓离断可采用右侧卧位，后外侧切口，第4肋入胸。
合并心内畸形，需正中切口，采用体外循环，低温停循环技术。</td></tr>
<tr><td>手术步骤</td><td>❶ B型主动脉弓中断矫正合并室间隔缺损的修补　该手术需准备两根主动脉插管，一根插于主动脉的无名动脉下，另一根插于动脉导管，提前于动脉导管的近心端缝合一个荷包预置线，体外循环开始转流时，将动脉导管近心端的预置线收紧（图2-19-2）。深低温停循环后，于动脉导管远端阻断降主动脉，切除动脉导管组织，并离断左锁骨下动脉（图2-19-3），修剪降主动脉切口的近心端，将之与升主动脉切口吻合，主动脉排气后，再次插入主动脉插管（图2-19-4），恢复循环，于肺动脉干横切口行肺动脉下室间隔缺损的修补（图2-19-5）。

❷ 当主动脉弓中断合并左心发育不良时，使用类似于Yasui手术的姑息手术方式（见本章第十六节），将肺动脉根部离断后，与升主动脉、人工血管片吻合，与降主动脉端端吻合，形成新的主动脉，然后使用心包构建心内隧道，将左心室的血流经室间隔缺损引入原肺动脉根部（图2-19-6），使用同种异体的带瓣管道连接右心室与肺动脉（图2-19-7）。</td></tr>
</table>

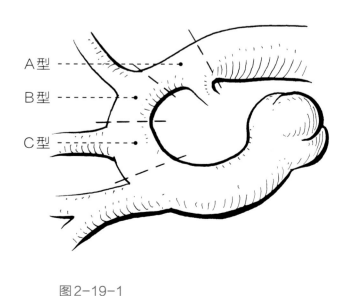

图2-19-1

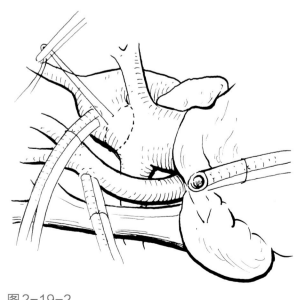

图2-19-2

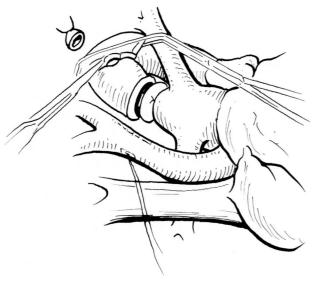

图 2-19-3

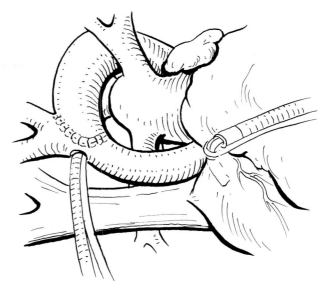

图 2-19-4

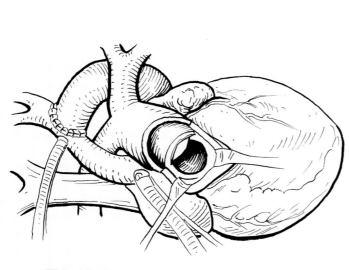

图 2-19-5

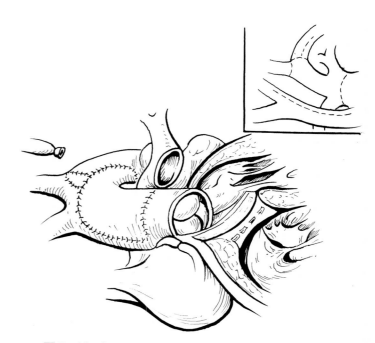

图 2-19-6

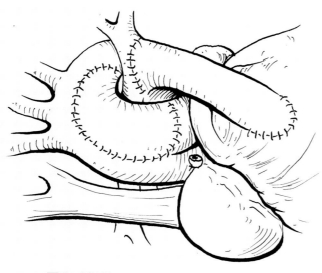

图 2-19-7

第二十节　单侧肺动脉异常起源于升主动脉

适 应 证	一旦确诊，应尽快手术治疗。
禁 忌 证	出现严重肺动脉高压和艾森门格综合征。
麻　　醉	气管插管全身麻醉。
体位及切口	常规采用体外循环技术。
手术步骤	探查异常肺动脉起源（图2-20-1），充分游离升主动脉及左右肺动脉，主动脉插管位置应尽量靠近无名动脉根部。于右肺动脉起源处横断，补片修补主动脉侧壁缺损（图2-20-2），将右肺动脉于主动脉后方与主动脉干端侧吻合（图2-20-3）。

术中若肺动脉长度不够，张力高，可将主动脉组织片多保留以延长肺动脉，减少张力。术后常规应用降肺动脉压药物。

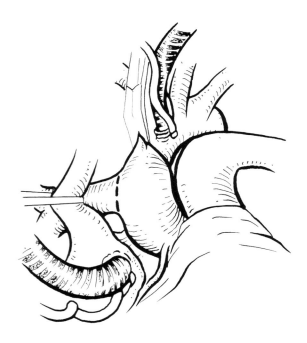

图2-20-1

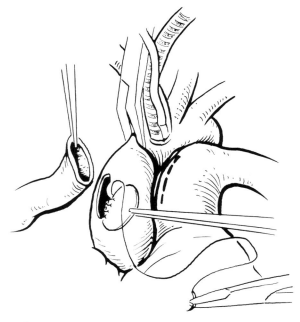

图2-20-2

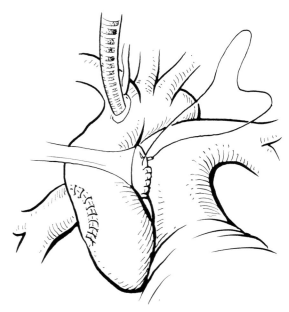

图2-20-3

第二十一节 冠状动脉异常连接于肺动脉

适 应 证	一旦确诊，应尽快手术治疗。
禁 忌 证	左心室功能衰竭。
麻 醉	气管插管全身麻醉。
体位及切口	常规采用体外循环技术。
手术步骤	❶ 左冠状动脉异常连接于肺动脉 于窦管交界处横断肺动脉，探查冠状动脉起源情况，切除冠状动脉纽扣片（图2-21-1），充分游离左冠状动脉，横断主动脉，切除相应主动脉窦内组织片，行左冠状动脉吻合（图2-21-2），主动脉端端吻合，心包补片修补肺动脉缺口，将肺动脉端端吻合（图2-21-3）。
	❷ 对于左冠状动脉异常连接的位置距离主动脉较远的患者（图2-21-4），可将冠状动脉连接的肺动脉组织横行切离，形成冠状动脉的延长，缝合成管状后（图2-21-5），再与主动脉端侧吻合（图2-21-6）。

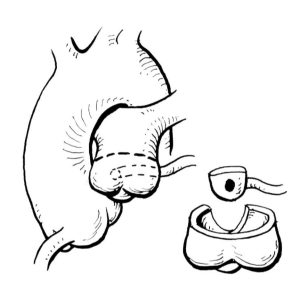

图2-21-1

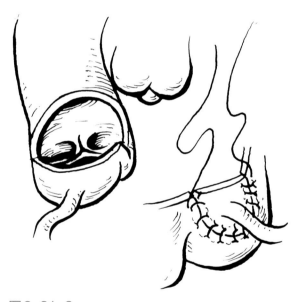

图2-21-2

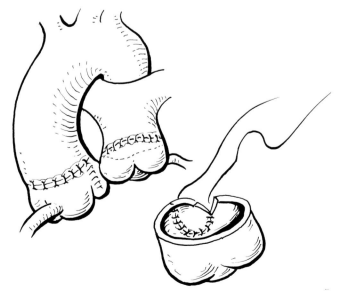

图2-21-3

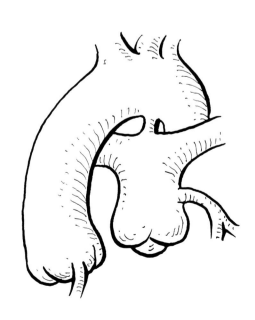

图2-21-4

也可将肺动脉于较高的位置横断后，将其组织向上切离（图2-21-7），形成冠状动脉开口的延长后与主动脉吻合（图2-21-8）。

❸ 右冠状动脉异常连接于肺动脉干　充分游离右冠状动脉，切离右冠状动脉开口周围的肺动脉组织形成纽扣片（图2-21-9），将右冠状动脉组织片端侧吻合于主动脉干适当位置，缝合肺动脉切口（图2-21-10）。

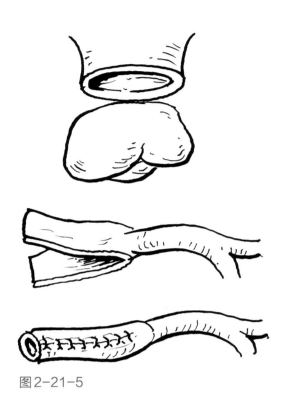

图2-21-5

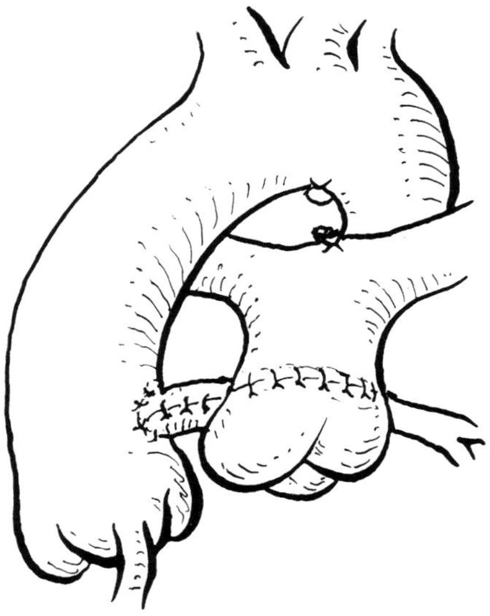

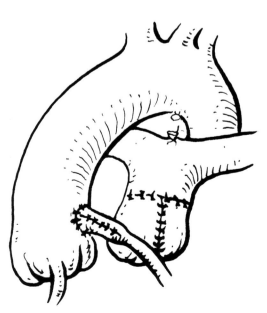

图2-21-6

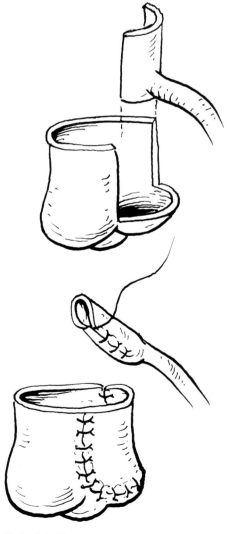

图2-21-7

图2-21-8

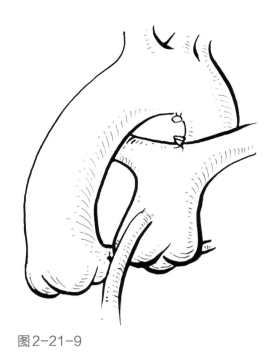

图2-21-9

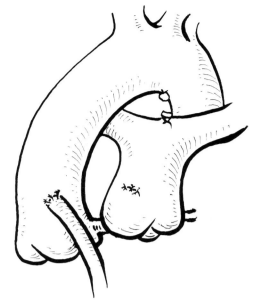

图2-21-10

第二十二节　先天性冠状动脉瘘

适 应 证	对于大的瘘口，应手术治疗；小瘘口有明显心绞痛或心衰症状的患者，也需手术治疗。
麻　　醉	气管插管全身麻醉。
体　　位	仰卧位，胸骨正中切口。
体外循环	部分患者可行非体外循环下修补，其余需体外循环下手术。
手术步骤	❶ 非体外循环下冠状动脉瘘修补术　细致探查冠状动脉走行，于迂曲、扩张冠脉处扪及明显震颤，可判断为瘘口位置（图2-22-1），初步判断瘘口的大小和范围，在冠脉深层缝合多个经心肌组织贯穿瘘口的带垫片褥式缝合线，打结，再次扪及此处判断震颤是否消失（图2-22-2）。
	❷ 体外循环下冠状动脉瘘修补术　同上判断瘘口位置，并沿冠脉长轴切开前壁，缝合瘘口（图2-22-3）。6-0 Prolene线缝合冠脉前壁切口（图2-22-4）。也可经右心房切口内侧修补瘘口，不易辨别时，可于主动脉根部灌注少量心脏停搏液，以此探查瘘口位置（图2-22-5）。
	非体外循环下施行手术时应随时注意心肌颜色及心电图的变化，出现冠脉损伤时应及时拆除。

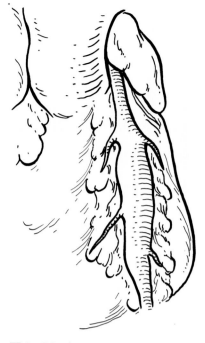

图 2-22-1

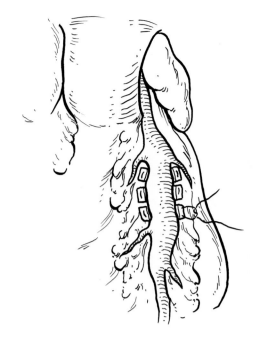

图 2-22-2

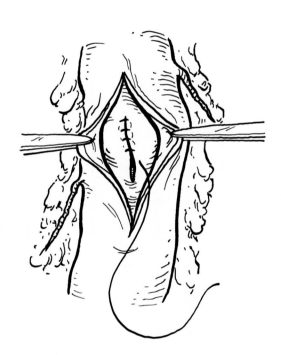

图 2-22-3

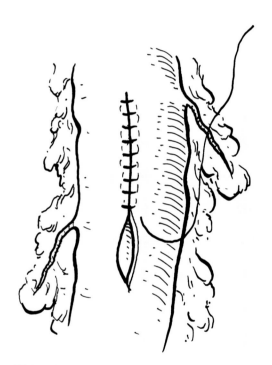

图 2-22-4

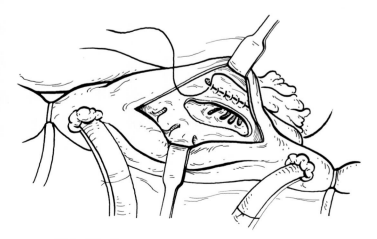

图 2-22-5

第二十三节　Fontan类手术

适　应　证　　主要适用于功能性单心室的患者，新生儿期行姑息手术，4~6个月行双向Glenn手术，2岁施行Fontan手术。

麻　　　醉　　气管插管全身麻醉。

体　　　位　　仰卧位，胸骨正中切口。

体外循环　　部分患者可行非体外循环下修补，其余需体外循环下手术。

手术步骤　　❶　新生儿期的姑息手术　采用非体外循环下完成。对于肺血管发育不良、肺血流差的患者，可早期施行Blalock-Taussig分流及其改良手术，Waterston分流或Potts分流等手术（见本章第二十四节）。

对于肺血过多的患儿，常施行肺动脉环缩术，经胸骨正中切口，首先探查动脉导管，如合并动脉导管未闭，需结扎动脉导管，裁剪3mm宽涤纶片，细致分离主肺动脉间隔，先经肺动脉干左侧、主动脉及肺动脉后方将涤纶片穿过横窦，再次将直角钳经主动脉左侧穿过主动脉后方，夹回涤纶片，收紧结扎带，通过血氧饱和度判断结扎带松紧（图2-23-1）。

❷　双向Glenn手术（双向腔肺动脉连接术）　经胸骨正中切口，常规在体外循环下完成手术。如早期行姑息性分流术，术中先行拆除，横断上腔静脉，缝闭近心端，将Blalock-Taussig分流术的右肺动脉开口与上腔静脉切口行端侧吻合，若计划施行全腔肺动脉连结术，可横断肺动脉，并缝闭两端切口（图2-23-2）。

❸　Fontan手术（全腔肺动脉连接术）

（1）侧隧道Fontan手术（半暴露）：直角管行无名静脉及下腔静脉插管，按图中虚线位置行肺动脉及右心房切口（图2-23-3）。行右心房切口，探查心内畸形，并将右心房后壁与右肺动脉下切口吻合（图2-23-4），按图中所示裁剪PTFE血管片，将血管片缝合于房间隔，将下腔静脉血流引入右肺动脉（图2-23-5），于板障上打4mm直径的分流孔（图2-23-6），将原右心房游离壁缝合于板障前，以扩大右心房（图2-23-7），完成心内隧道手术（图2-23-8）。

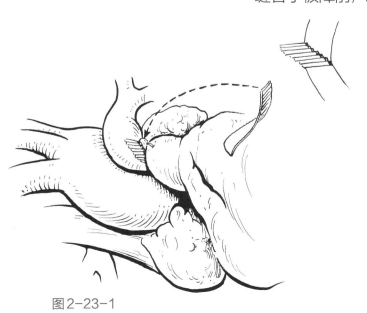

图2-23-1

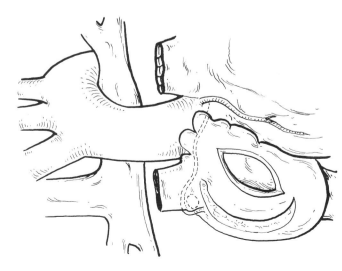

图2-23-2

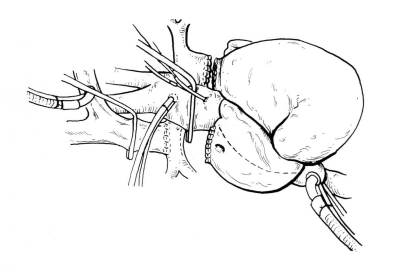

图 2-23-3

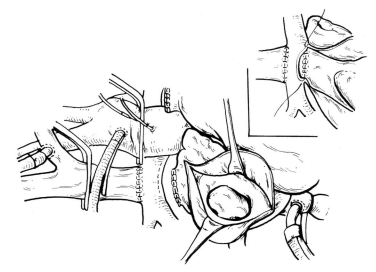

图 2-23-4

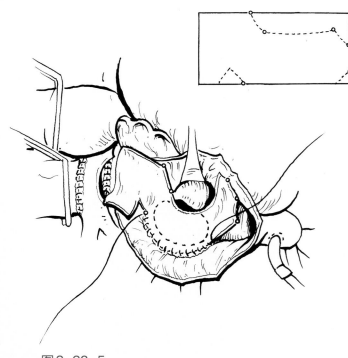

图 2-23-5

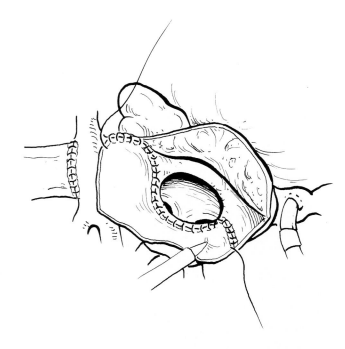

图 2-23-6

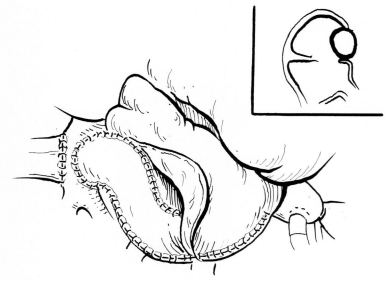

图 2-23-7

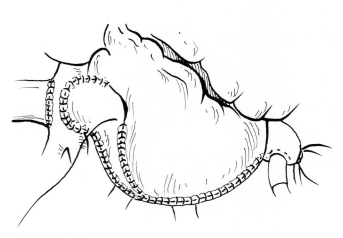

图 2-23-8

（2）心外管道Fontan手术：将下腔静脉连接右心房处上方2cm切断，缝闭右心房切口，并应用PTEF心外管道一端修剪成斜面与下腔口端端吻合，另一端也修剪成斜面与右肺静脉右侧吻合。可应用开窗技术，使用打孔器将心外管道打4mm直径的孔，在相邻的右心房位置做切口，略大于孔径（图2-23-9）。然后将心房组织吻合于分流孔外侧几毫米的位置（图2-23-10）。

（3）心内/心外管道Fontan手术：对于部分内脏异位的患儿，下腔与肝静脉单独回流入右心房，可选用这种方法完成，使用PTEF心外管道与下腔静脉内口吻合，并于管道根部打一个4mm的分流孔，确保可以分流入心房（图2-23-11），心房切口包绕管道全层缝合（图2-23-12），管道远端修剪为斜面，与原Glenn手术的倒T字切口相吻合（图2-23-13）。

术中若是双上腔静脉，可同期采用两侧Glenn手术。术后患者上身抬高45°，下身抬高30°，呼吸机给予同期过渡，使PCO_2低于25mmHg，适当补充白蛋白和血浆，维持中心静脉压在15mmHg左右。

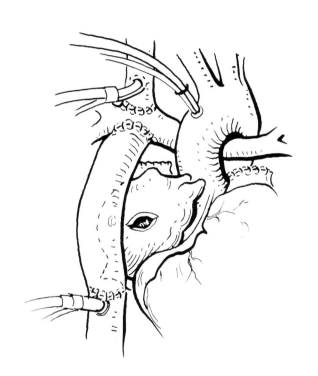

图2-23-9

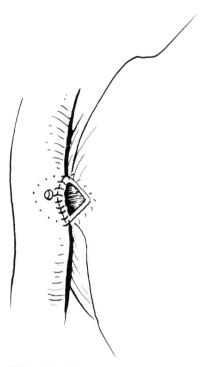

图2-23-10

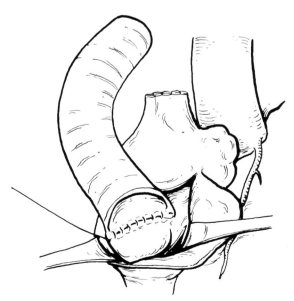

图2-23-11

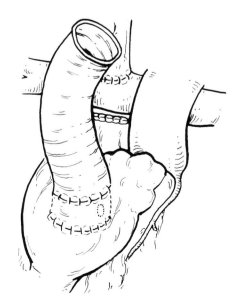

图2-23-12

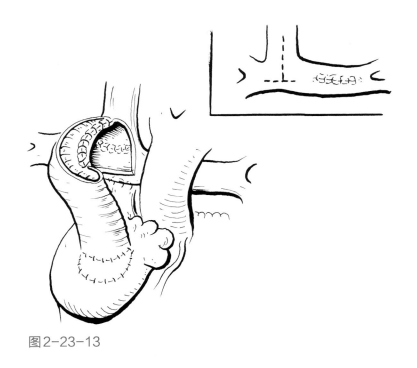

图 2-23-13

第二十四节　姑息性分流术

本节单独介绍几种常见的姑息性分流手术，以便于大家查询，广泛应用于多种先天性心脏病的分期手术治疗中。

❶ Blalock-Taussig 分流术（右锁骨下动脉 – 右肺动脉吻合术）　常规应用胸骨正中切口或右侧后外侧切口经第 4 肋入胸（图 2-24-1），游离结扎奇静脉。完全游离右肺动脉，游离右锁骨下动脉并切断其相应侧支（图 2-24-2），切断锁骨下动脉远端，修剪锁骨下动脉切口，做右肺动脉前上壁的切口（图 2-24-3），端侧吻合锁骨下动脉与肺动脉切口（图 2-24-4），后壁连续缝合（图 2-24-5），前壁做间断缝合（图 2-24-6）。

❷ 改良 Blalock-Taussig 分流术　使用 PTFE 人造血管完成 B-T 分流术，可在左或右侧完成。胸骨正中径路（图 2-24-7），使用侧壁钳钳夹左锁骨下动脉，行纵切口，使用人工血管端侧吻合（图 2-24-8）。然后将人工血管近心端吻合于右肺动脉前上壁（图 2-24-9）。

❸ Waterson-Cooley 分流术（升主动脉 – 右肺动脉吻合术）　右侧后外侧切口经第 4 肋入胸，打开升主动脉附近心包，在右肺动脉分支远端套阻断带，侧壁钳钳夹部分主动脉及全部右肺动脉，按照图中所示虚线切开主动脉及肺动脉（图 2-24-10），由主动脉侧内膜开始连续缝合，勿损伤肺动脉后壁（图 2-24-11）。

❹ Potts 手术（降主动脉 – 左肺动脉吻合术）　左侧后外侧切口经第 4 肋入胸（图 2-24-12），游离降主动脉周围组织，结扎必要肋间动脉，侧壁钳夹住降主动脉侧壁及左肺动脉血管壁，阻断左肺动脉远端及近端血流，做两个血管的切口，连续缝合将两个血管吻合（图 2-24-13、图 2-24-14）。

❺ 中心分流术　经胸骨正中切口，使用 PTEF 3.5~6mm 的人工管道，先后与肺动脉和主动脉吻合。先部分钳夹肺动脉干，完成端侧吻合后打开，再行主动脉侧的端侧吻合，缝合最后一针时开放排气（图 2-24-15）。

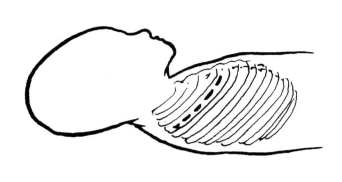

图 2-24-1

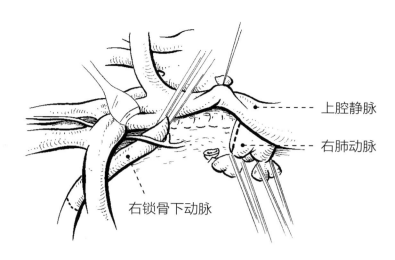

上腔静脉

右肺动脉

右锁骨下动脉

图 2-24-2

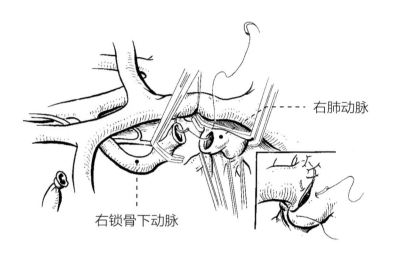

右肺动脉

右锁骨下动脉

图 2-24-3

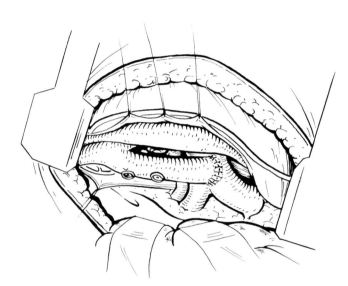

图 2-24-4

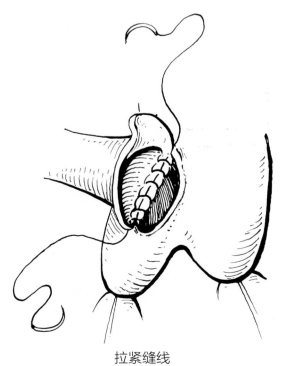

拉紧缝线

图 2-24-5

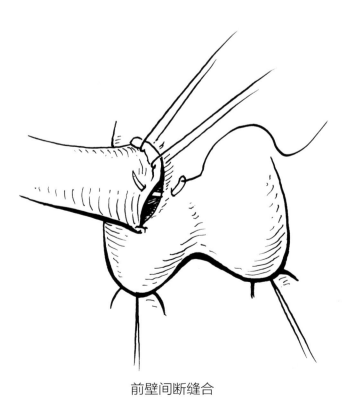

前壁间断缝合

图 2-24-6

099

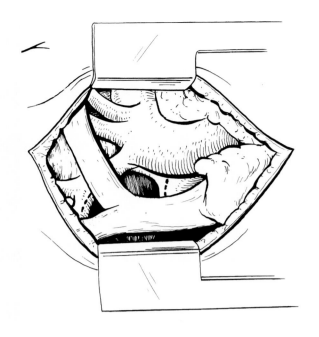

图 2-24-7

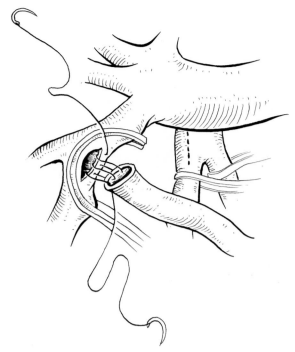

图 2-24-8

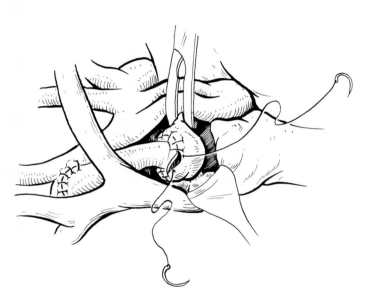

图 2-24-9

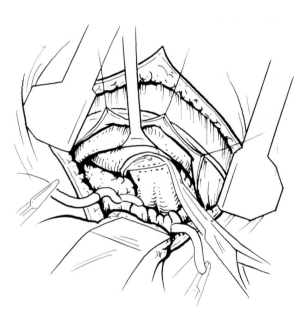

图 2-24-10

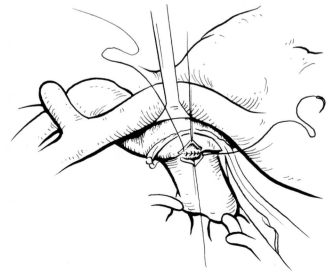

图 2-24-11

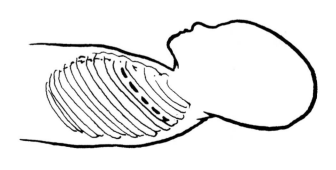

图 2-24-12

❻ 墨尔本分流术　适用于肺动脉闭锁的Ⅲ型患者，经胸骨正中切口，游离肺动脉干及其分支，阻断肺动脉干，并于右心室与肺动脉干处横断（图2-24-16），缝闭近端切口，扩大远端切口，侧壁钳钳夹主动脉，于主动脉适当位置行切口（图2-24-17），肺动脉干与主动脉行端侧吻合（图2-24-18）。

❼ Sano分流（右心室到肺动脉分流术）（图2-16-7）　使用人工管道行右心室到肺动脉吻合术，于肺动脉交汇处行切口，并于PTEF管道远端吻合，右心室体部行小切口，与PTEF管道近心端吻合。

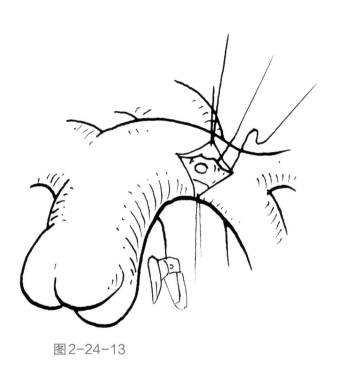

图2-24-13

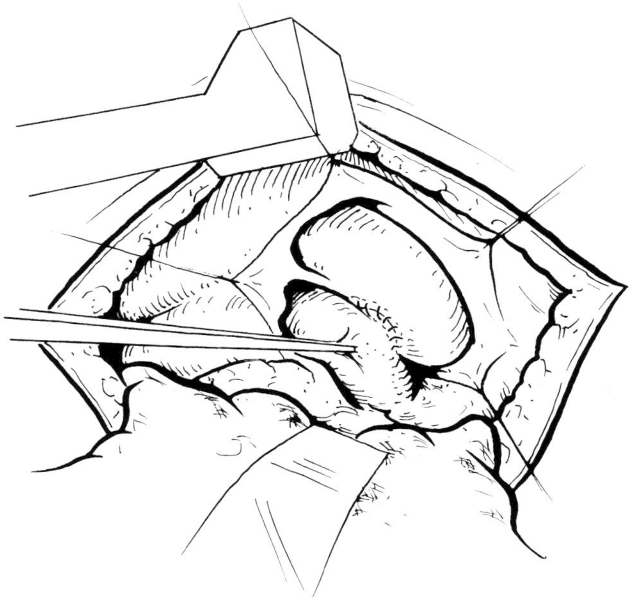

图2-24-14

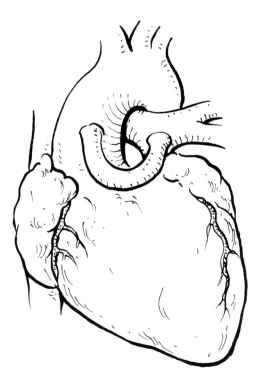

图2-24-15

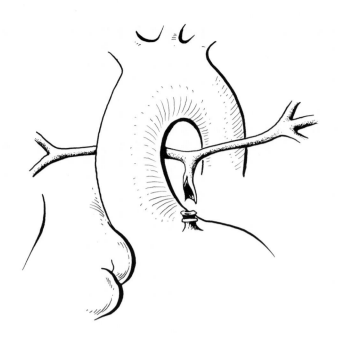

图2-24-16

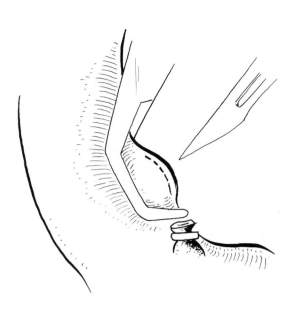

图2-24-17

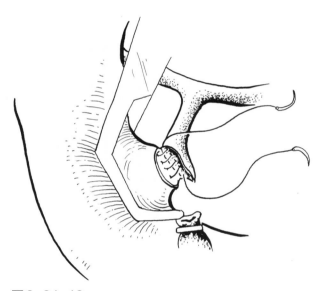

图2-24-18

第三章
心脏瓣膜手术

第一节

瓣膜相关基础

第二节

二尖瓣关闭不全成形手术

第三节

二尖瓣狭窄成形手术

第四节

二尖瓣置换术

第五节

主动脉瓣成形及置换术

第六节

三尖瓣成形及置换术

扫描二维码，
观看本书所有
手术视频

❶ 瓣膜基本结构　图中所示为心脏在不同周期时4个瓣膜的开闭状态。血液经心房流入心室，后又从心室到主动脉和肺动脉。瓣膜的开闭控制着血流的方向（图3-1-1）。

❷ 临床常用Carpentier方法对瓣膜进行功能分型。

Ⅰ型常指正常的瓣叶结构。

Ⅱ型指瓣膜活动过大，如腱索延长。

Ⅲ型指瓣叶活动受限。

Ⅲa指开放受限。

Ⅲb指关闭受限。

Ⅰ型、Ⅱ型常造成瓣膜反流，Ⅲ型可造成反流及狭窄。如图3-1-2、图3-1-3为二尖瓣和主动脉瓣的三种分型。

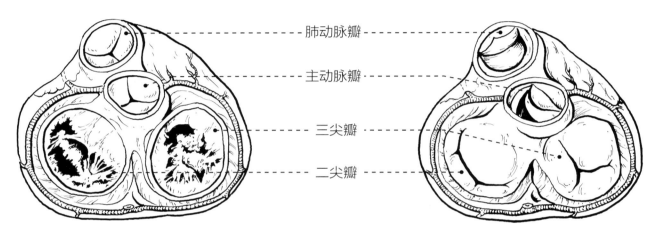

肺动脉瓣

主动脉瓣

三尖瓣

二尖瓣

图3-1-1

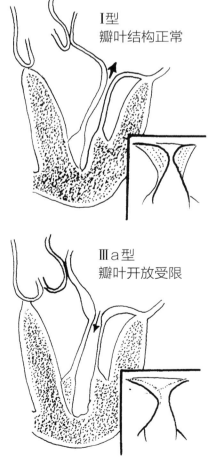

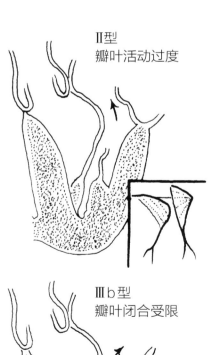

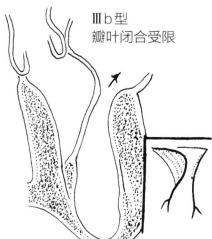

二尖瓣功能分型

图3-1-2

❸ 常规手术切口　常规经胸骨正中切口，皮肤切口长约10cm，锯开胸骨全长（图3-1-4）。微创切口可行胸骨上段或下段小切口（图3-1-5），也在可在股动、静脉转流下，左侧小切口第4肋间入胸行二尖瓣手术（图3-1-6）。

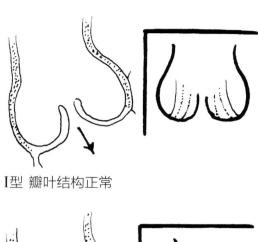

Ⅰ型　瓣叶结构正常

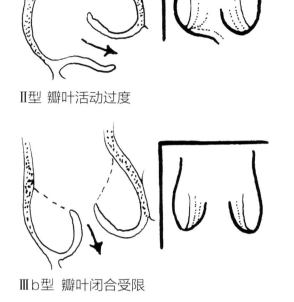

Ⅱ型　瓣叶活动过度

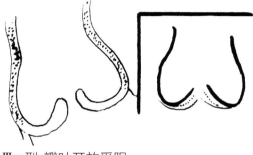

Ⅲa型　瓣叶开放受限

图3-1-3

Ⅲb型　瓣叶闭合受限

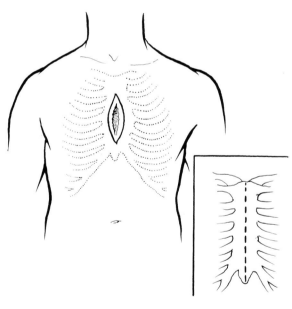

图3-1-4

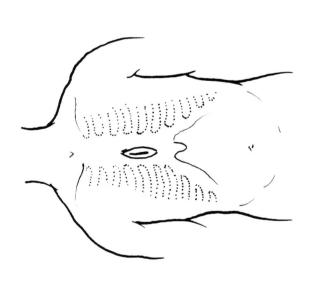

图3-1-5

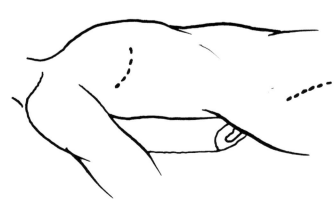

图3-1-6

第二节　二尖瓣关闭不全成形手术

二尖瓣基本结构：二尖瓣的纤维环并不是连续的，而是一个不连续的结缔组织带，仅在后叶附着的部分位置。这种混合的纤维环确保心房、后瓣环和心室的连续，从而为瓣叶提供了最佳的活动度。而前叶实际上并未附着于瓣环上，而是二尖瓣前叶的基底部经由主动脉瓣-二尖瓣的幕帘延续至主动脉瓣叶。在前叶基底部的两侧，心房-瓣膜交界被两个致密的纤维三角强化：前外侧和后内侧的纤维三角（图3-2-1）。

二尖瓣环毗邻重要结构，左回旋支走行于左心耳与前交界之间的位置，距离瓣环仅3~4mm，然后走行远离后瓣环。冠状窦靠近后叶附着点。希氏束靠近后内侧交界。无冠窦和左冠窦靠近二尖瓣前叶基底部（图3-2-2）。

二尖瓣瓣叶分区，二尖瓣的后瓣环占据了瓣环的2/3，而瓣叶占1/3，瓣叶之间存在两个大的裂隙，从而将瓣叶分为三个分区"P₁、P₂、P₃"，对应的前叶分为"A₁、A₂、A₃"。该方法用于手术的定位（图3-2-3）。

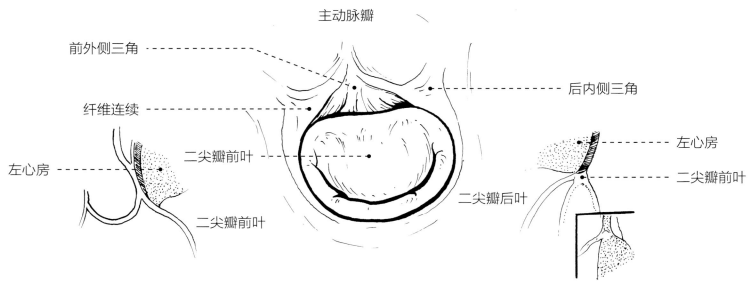

图3-2-1

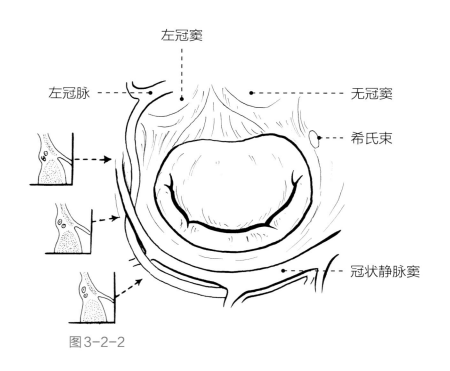

图3-2-2

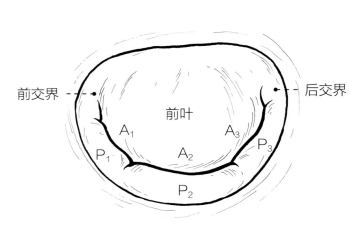

图3-2-3

适 应 证	主要适用因腱索断裂、瓣叶穿孔或退行性变引起的Ⅰ型、Ⅱ型二尖瓣关闭不全，对风湿性Ⅲ型二尖瓣病变需严格掌握手术指征，否则远期效果不佳。
麻 醉	气管插管全身麻醉。
体位及切口	仰卧位，肩胛间垫高。胸骨正中切口。
体外循环	常规体外循环。
手术步骤	常规经房间沟切口，心脏停搏后，分离房间沟周围心外膜脂肪，剪开房间沟，进入左心房，切口距上腔静脉1cm，在下腔静脉与右下肺静脉之间。对于部分左心房较小，巨大左心房或曾行主动脉瓣手术的患者，可行经房间隔径路（图3-2-4），右心房做纵行切口后，经卵圆窝行房间隔切口（图3-2-5），房间隔牵引线牵拉（图3-2-6），或使用拉钩拉开（图3-2-7）。

ER 3-2-1
二尖瓣人工
腱索植入

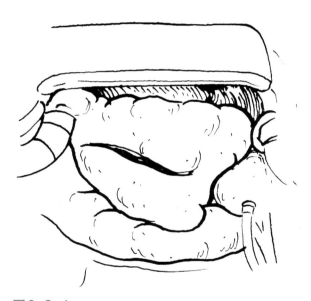

图 3-2-4

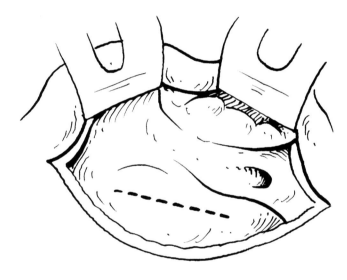

图 3-2-5

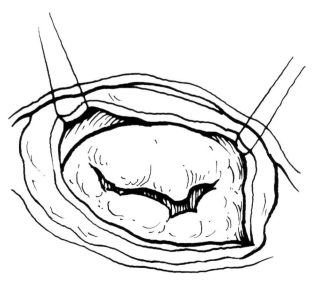

图 3-2-6

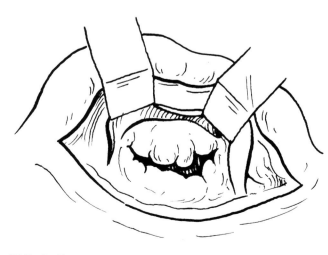

图 3-2-7

107

术中探查

首先识别二尖瓣的扩张程度，是否存在不对称，有无钙化及纤维蛋白沉积，使用神经钩对瓣叶进行探查，由P₁区开始，顺时针探查二尖瓣的活动度和瓣下结构，因P₁更不易受到其他异常瓣叶的影响，故常被用作参考点（图3-2-8）。

二尖瓣下结构探查：对二尖瓣前叶的主要腱索进行牵引，以探查前叶的瓣下结构，然后使用拉钩将后瓣拉开，从而暴露P₃区（图3-2-9），将后乳头肌向上提起仔细探查，可钳夹在乳头肌的侧面以减少对腱索的损伤（图3-2-10）。

二尖瓣重建的原则：恢复正常瓣膜的耐久度。主要有保存或恢复正常瓣叶的活动度（图3-2-11），尽可能地创造大的瓣叶对合缘（图3-2-12）；重建二尖瓣口（图3-2-13）。

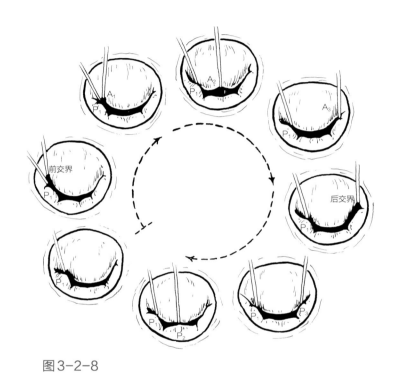

图3-2-8

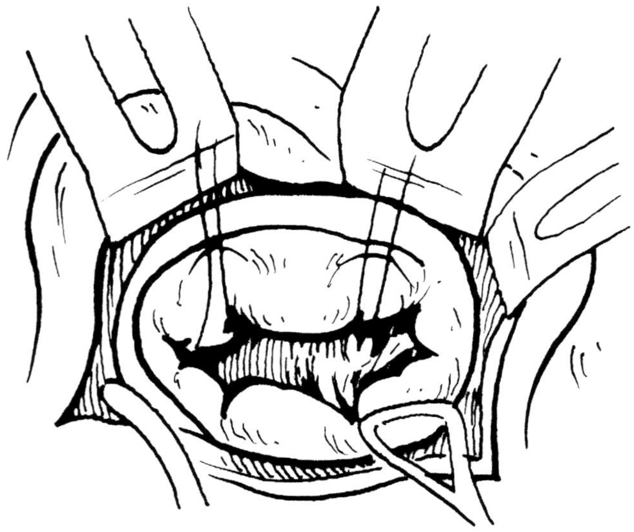

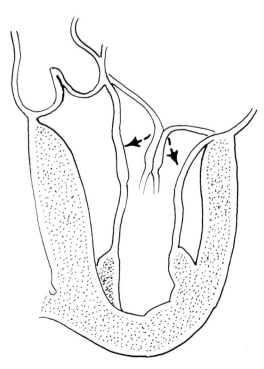

图3-2-9

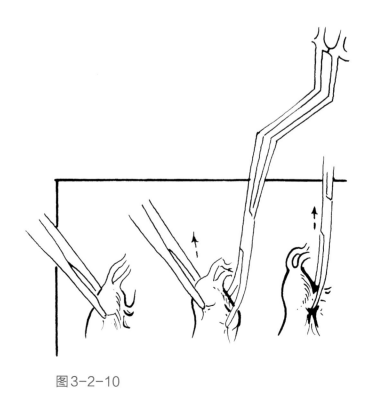

图3-2-10

图3-2-11

108

❶ 人工瓣环植入术　二尖瓣探查：以二尖瓣前叶的基底部和高度选择合适的人工瓣环，二尖瓣基底部的测量需要在交界处缝合两个标志线（图3-2-14），由于组织增厚常不易识别交界（图3-2-15），可通过从对应的乳头肌起源的扇形腱索（图3-2-16），前叶在交界处的边缘向瓣环延伸（图3-2-17）进行识别，将前瓣的腱索拉起，可出现一个褶皱线，其延伸朝向交界（图3-2-18）。使用神经钩将前瓣的腱索拉起，将前叶通过边缘的腱索舒展开，探查前叶的高度（图3-2-19）。

首先识别二尖瓣瓣环的位置，在二尖瓣前叶活动轴2mm外的位置。在二尖瓣环进针时应遵从以下原则：针头应穿过二尖瓣前叶活动轴1mm外的心房瓣膜连接处，针尖朝向心室腔，以免损伤主动脉瓣（图3-2-20）。针与瓣叶活动轴之间的角度应小于10°，以免缝到次级腱索（图3-2-21），一旦针尖到达心室腔，仍不可将缝线跨过心房瓣膜交界（图3-2-22）。

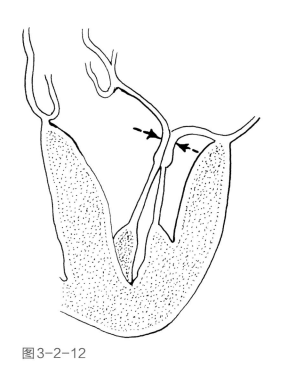

图3-2-12

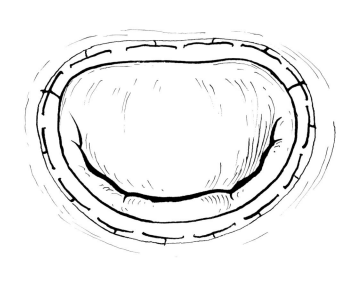

图3-2-13

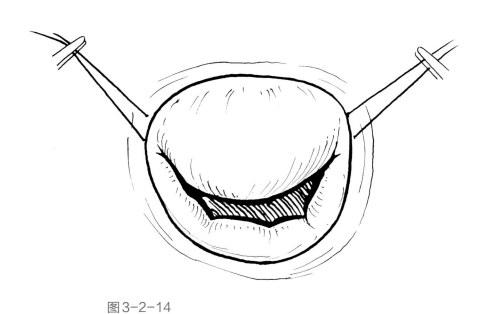

图3-2-14

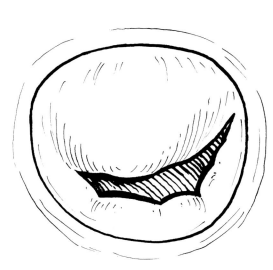

图3-2-15

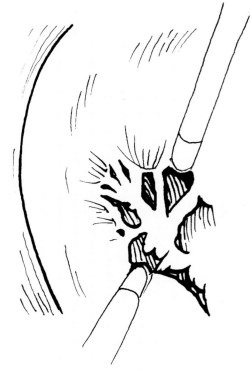

图3-2-16

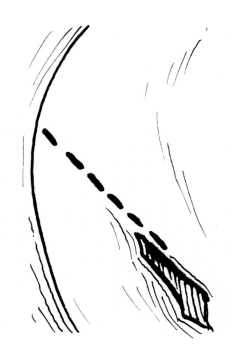

图3-2-17

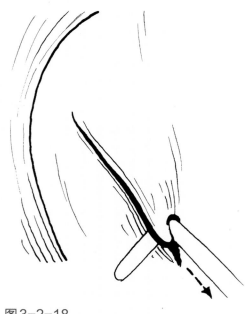

图3-2-18

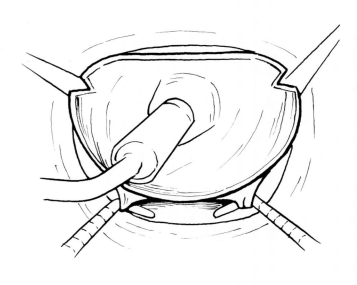

图3-2-19

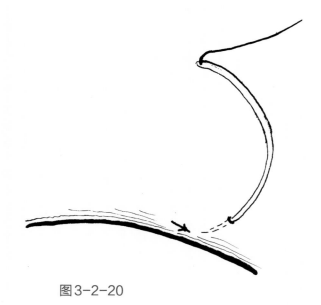

图3-2-20

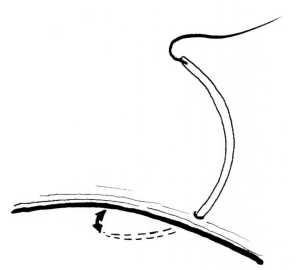

图3-2-21

后瓣环的缝合，针头应该穿过瓣叶活动轴外2mm的心房瓣膜连接处，然后回到平行位置的左心房（图3-2-23）。针和叶之间的角度应保持在10°以下（图3-2-24）。针尖背向左心房，出针距离2mm外（图3-2-25）。前瓣环的缝合可以反针从后交界方向朝向前交界方向水平缝合（图3-2-26），瓣环的缝合出针距离应在8~10mm之间，同一针进针与出针距离不能小于2mm（图3-2-27左图），并且相邻的两针不可从同一个针孔出针（图3-2-28右图对应为错误示范），对于经典的瓣环，最初的两针应在前瓣中线的两侧缝线（图3-2-29），牵拉后瓣叶以更好地暴露瓣叶活动轴，缝合后瓣环（图3-2-30）。

缝合后交界时使用正手向下缝合（图3-2-31），前交界同样适用该手法（图3-2-32），进针时针尖朝向心室腔，以免损伤回旋支，提拉后瓣环旁的缝合线牵引该处以便于缝合（图3-2-33）。如图3-2-34所示，不同瓣环位置采用不同的缝合手法。

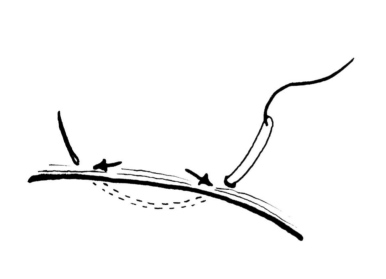

图3-2-22

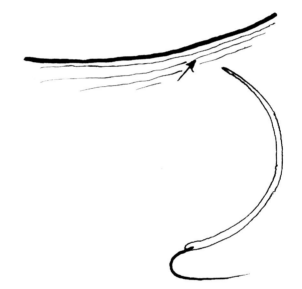

图3-2-23

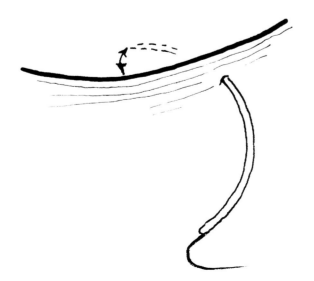

图3-2-24

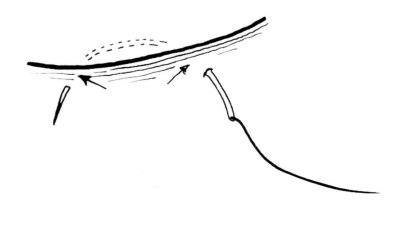

图3-2-25

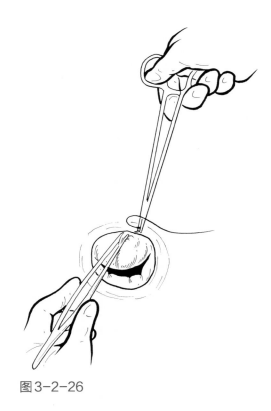

图 3-2-26

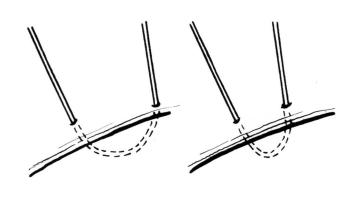

图 3-2-27

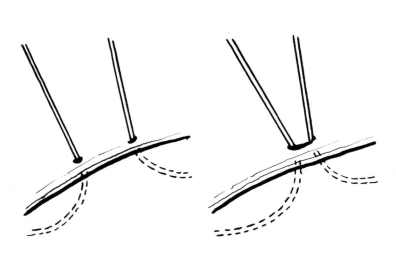

图 3-2-28

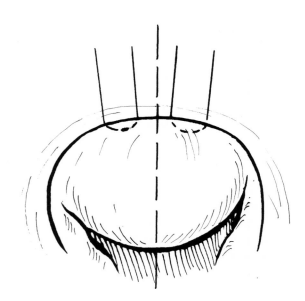

图 3-2-29

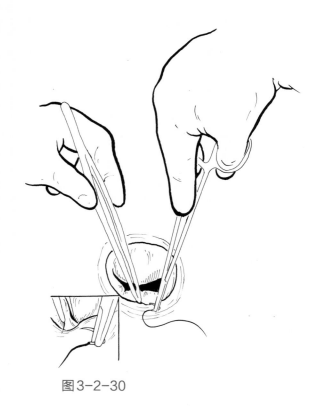

图 3-2-30

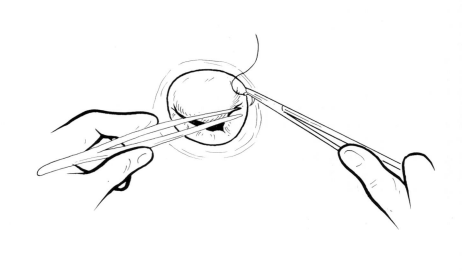

图 3-2-31

首先褥式缝合四个标志点，即前后瓣环的中点和两个交界线（图3-2-35），缝合人工瓣环时应穿过缝合带并避免撞到金属环处（图3-2-36），先将两个交界缝合线穿过人工瓣环相应固定的位置（图3-2-37），然后将缝合线均匀地穿过瓣环（图3-2-38），后瓣环的中点应对应后瓣的P₂区中点（图3-2-39），如果缝合线重叠，人工瓣环处的缝合也应对应而不交叉（图3-2-40左图）。在打结前，注水试验测量二尖瓣闭合情况（图3-2-41）。

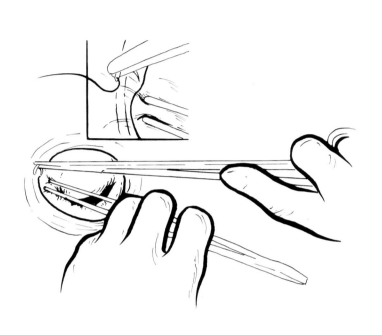

图3-2-32

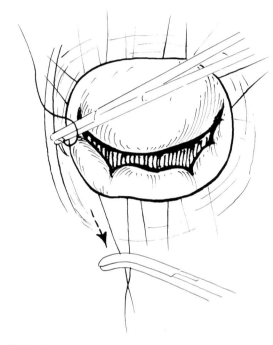

图3-2-33

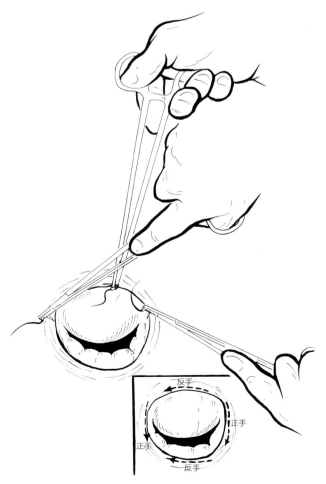

图3-2-34

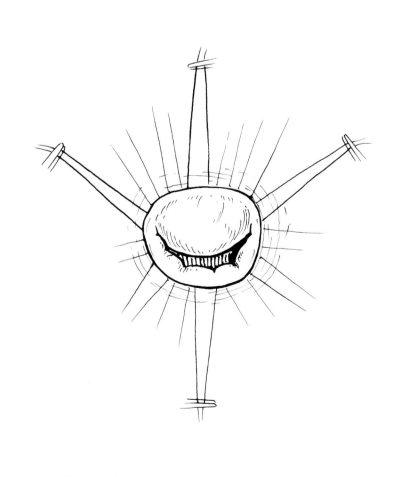

图3-2-35

113

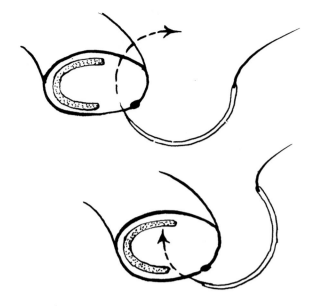

图 3-2-36

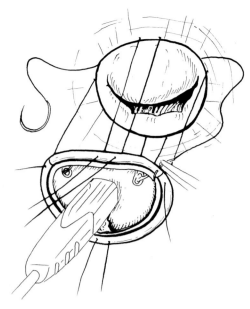

图 3-2-37

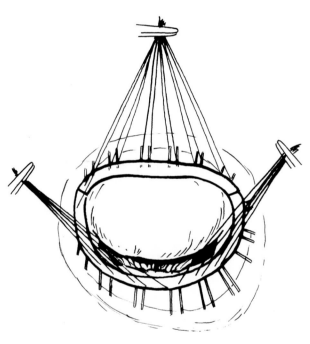

图 3-2-38

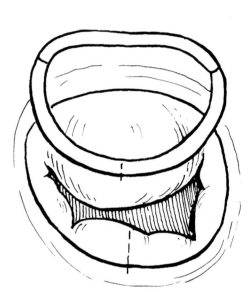

图 3-2-39

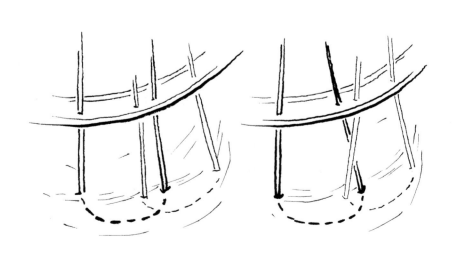

图 3-2-40

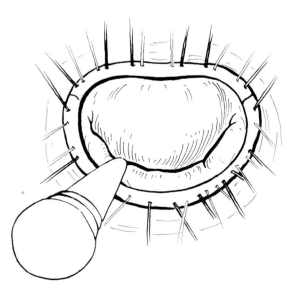

图 3-2-41

❷ 瓣膜钙化的处理　瓣叶的钙化通常伴有退行性变，钙化通常包裹在纤维鞘中（图3-2-42），后瓣环扩张伴有瓣叶的脱垂（图3-2-43），可在后瓣叶根部切离瓣叶并切除多余的瓣叶以暴露钙化的瓣环（图3-2-44），尖刀剔除心内膜的钙化组织（图3-2-45）。彻底清除钙化及坏死组织直至可见正常组织（图3-2-46）。缝合后瓣环处的纤维组织以延续心房心室连接（图3-2-47）。

❸ Sliding技术　如后瓣叶部分切除后位置仍较高，可能引发术后收缩期二尖瓣前叶前向运动征（systolic anterior motion，SAM）时，则需要行Sliding瓣膜成形术。切除后瓣叶脱垂部分，然后沿后瓣环向两侧剪下后叶1~2cm（图3-2-48）。在后瓣环上行数针间断缝合，结扎缝线来环缩瓣环（图3-2-49），切开的后瓣叶则靠在一起，用间断缝合法将其对合缝合（图3-2-50），最后将瓣叶缝回至后瓣环上。瓣环折叠缝合会加固后瓣环，可不必再行人工瓣环成形，但有人主张人工瓣环成形加固（图3-2-51）。

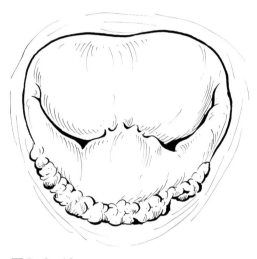

图3-2-42

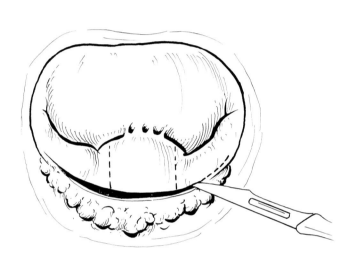

图3-2-43

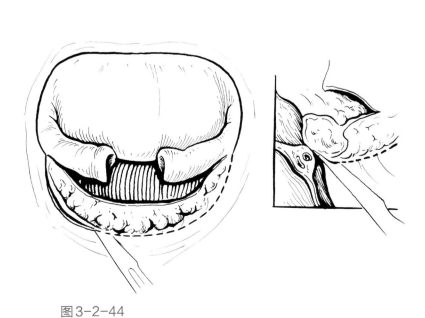

图3-2-44

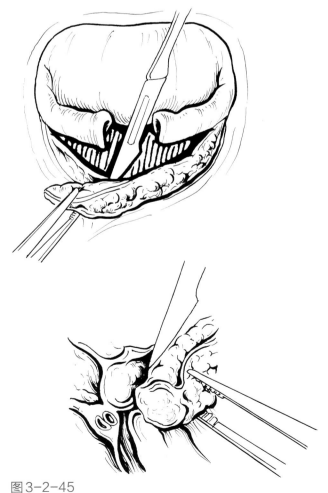

图3-2-45

115

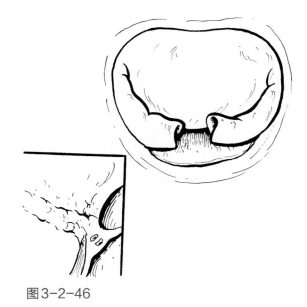

图 3-2-46

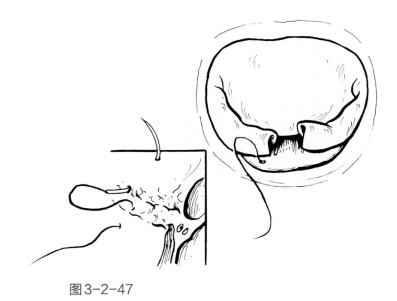

图 3-2-47

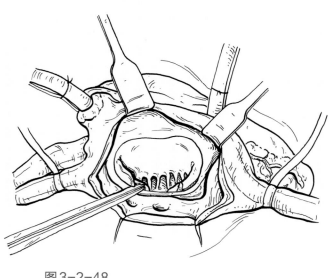

图 3-2-48

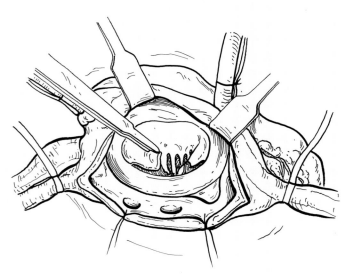

图 3-2-49

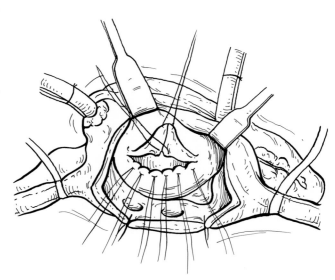

图 3-2-50

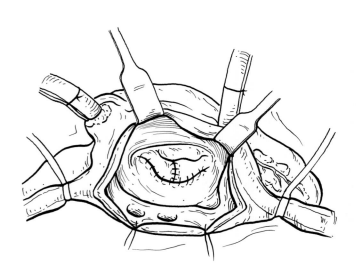

图 3-2-51

❹ 瓣周脓肿处理　二尖瓣前叶的脓肿（图3-2-52）切除后容易在二尖瓣前叶和主动脉瓣间幕帘之间造成缺损（图3-2-53），损伤主动脉瓣，补片修补缺损，并在主动脉侧探查是否影响主动脉瓣叶。

❺ 二尖瓣前叶脱垂的处理　二尖瓣前叶脱垂的不同类型如图3-2-54，小于前叶游离缘1/4长度的脱垂称为限制性脱垂（图3-2-55），可经三角形切除治疗，切除范围的三角形高度b应大于底边宽度a（图3-2-56）。将三角形中线垂直线剪开后（图3-2-57），使用间断缝合，将线结打在瓣叶下方（图3-2-58），然后三尖瓣人工瓣环成形。

二级腱索固定技术：将距离二级腱索不大于5mm的瓣叶游离缘缝合于二级腱索上，缝合于腱索2/3的深度（图3-2-59）。

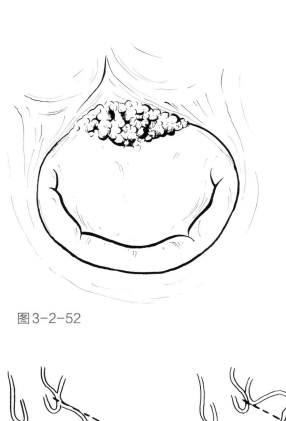

图3-2-52

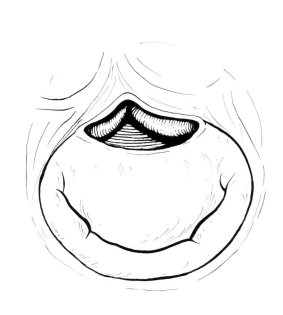

图3-2-53

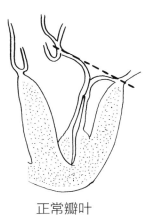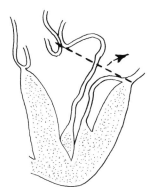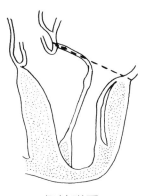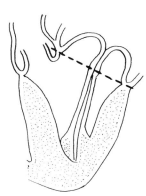

正常瓣叶　　　　　　前叶脱垂　　　　　　假性脱垂　　　　　　Barlow瓣叶

图3-2-54

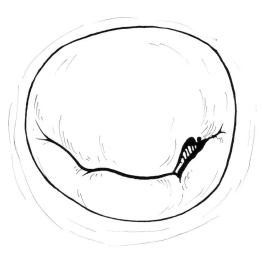

图3-2-55

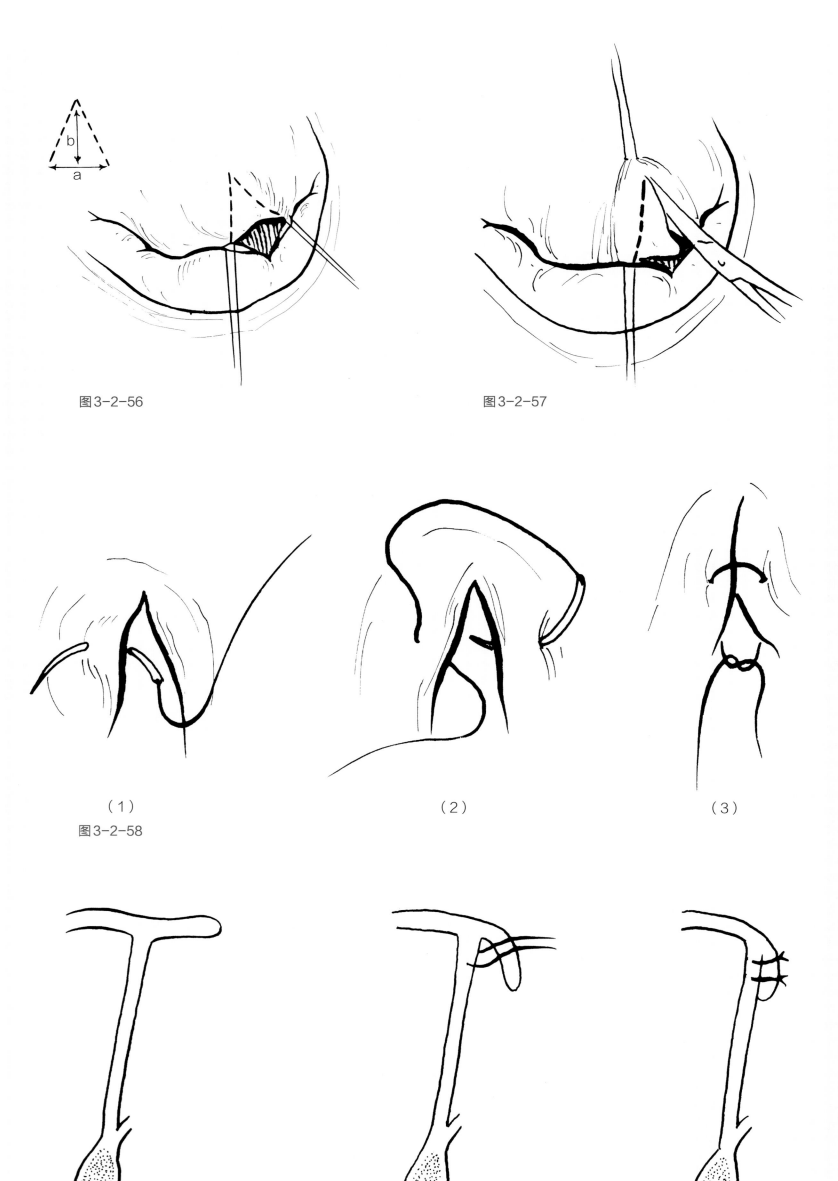

图 3-2-56

图 3-2-57

（1）

（2）

（3）

图 3-2-58

图 3-2-59

腱索移植技术：当二级腱索比较粗大时，可将二级腱索移植到瓣叶的游离缘（图3-2-60），也可将瓣叶腹部延长的二级腱索切离后（图3-2-61），与不脱垂腱索比较并裁剪后缝合于瓣叶游离缘（图3-2-62）。也可将后叶的部分瓣叶及其腱索一起移植到前叶（图3-2-63、图3-2-64），然后缝合后瓣环及瓣叶。

人工腱索技术：当自身腱索无法使用时，可使用双头PTFE线，将人工腱索一头缝合于乳头肌上，参考旁边正常腱索长度，两针距离3mm，另一头缝合于游离缘（图3-2-65、图3-2-66）。

乳头肌成形技术：对于同一乳头肌少数腱索延长的，可将乳头肌纵行切开，并将延长侧的乳头肌向低水平缝合于正常乳头肌，以收紧腱索（图3-2-67）。

❻ 二尖瓣后叶脱垂的处理　当后叶脱垂区游离缘（图3-2-68）的长度a小于该区全长b的1/3时，可以采用三角形切除技术（锥形切除），而当游离缘的长度大于该区全长的1/3时，应该采用矩形切除（图3-2-69）。

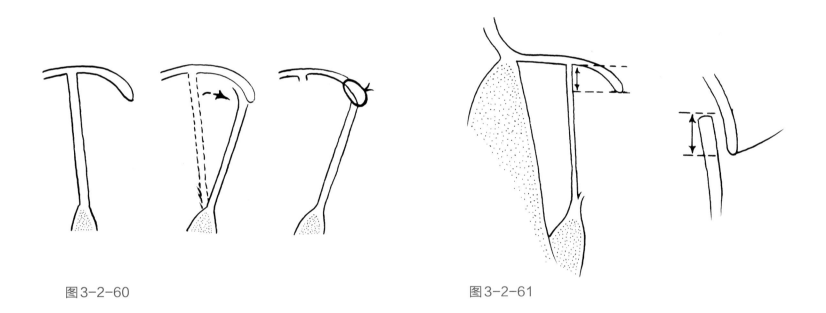

图3-2-60　　　　　　　　　　　　　　　　　　　图3-2-61

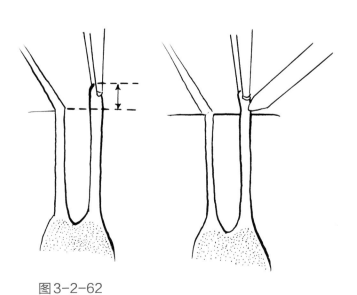

图3-2-62

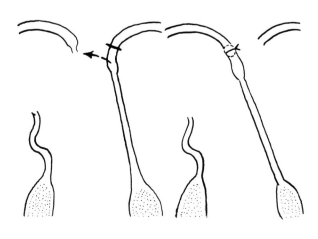

图3-2-63

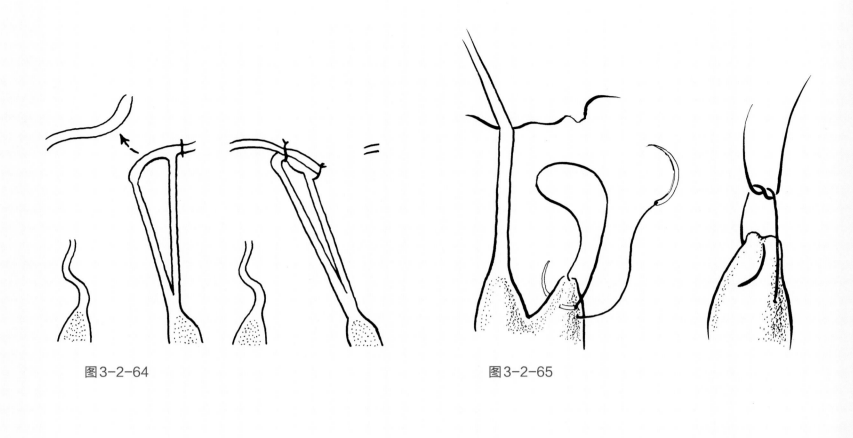

图3-2-64

图3-2-65

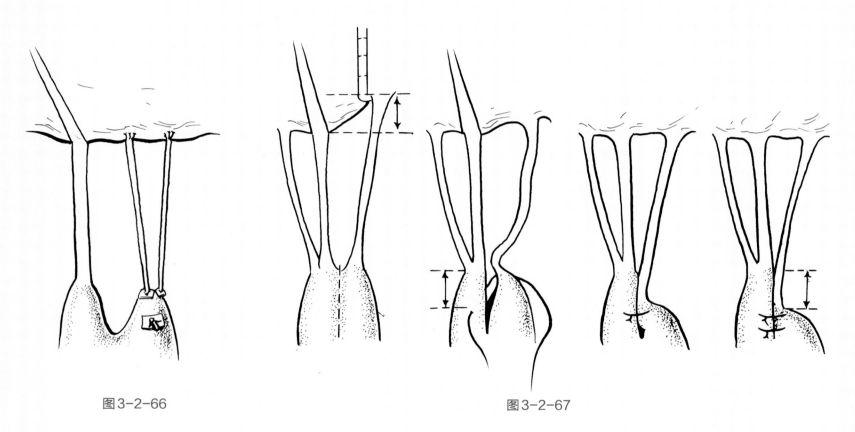

图3-2-66

图3-2-67

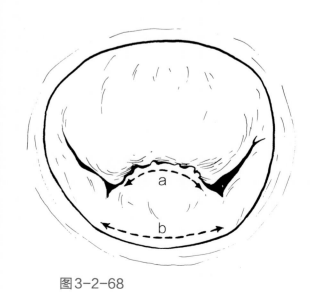

图3-2-68

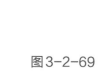

图3-2-69

❼ 交界脱垂的处理　交界脱垂可以采用瓣叶折叠（图3-2-70），也可采用交界的锥形切除技术（图3-2-71）。

对于心内膜炎造成腱索断裂而产生的广泛脱垂，需要切除所有的病变组织及部分瓣叶附着组织，对于小于10mm的脱垂，可直接采用折叠瓣环的办法（图3-2-72），如图3-2-73所示的方法缝合瓣叶，也可以使用二级腱索固定游离的瓣叶；而对于较大的脱垂，则应采用矩形切除的方式，以及瓣叶成形技术。

❽ 心室扩张引起的关闭不全　由于节段性的心室扩张（图3-2-74）或全心扩大引起的腱索在收缩期受到牵拉（图3-2-75），从而出现关闭不全。对于此类患者，应使用人工瓣环进行成形，一般通过测量前叶的面积来选择人工瓣环的大小，常应用小于测量数值1~2个型号的瓣环以缩小瓣环（图3-2-76）。

❾ 经导管介入二尖瓣修复（MitraClip技术）　可经股静脉送入导丝至右心房，然后穿过房间隔进入左心房，使用钳夹将二尖瓣前后叶对合缘的中部夹住，从而形成缝合效果（图3-2-77）。

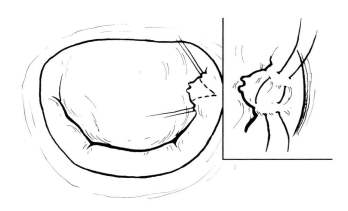

图3-2-70

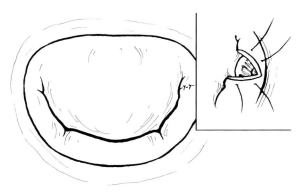

图3-2-71

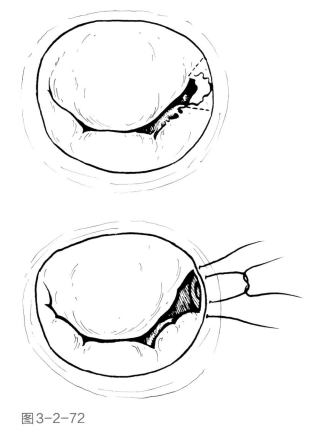

图3-2-72

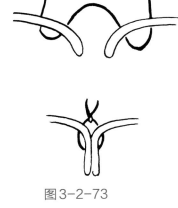
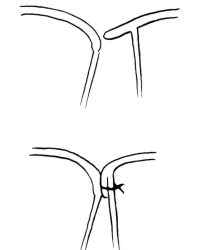

图3-2-73

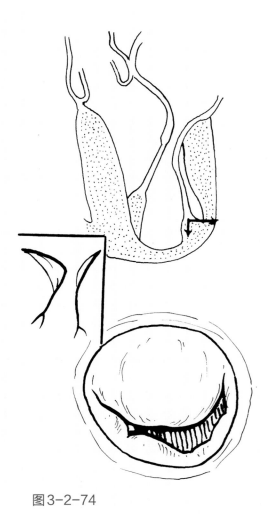

图 3-2-74

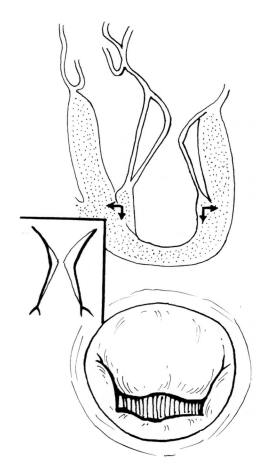

图 3-2-75

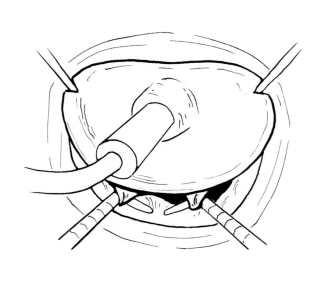

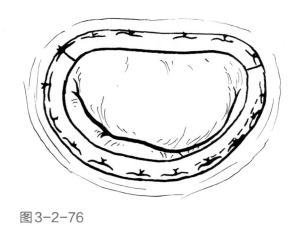

图 3-2-76

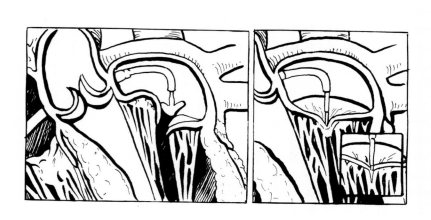

图 3-2-77

第三节　二尖瓣狭窄成形手术

适 应 证	主要适用Ⅲa型开放受限的二尖瓣病变。
麻　　醉	气管插管全身麻醉。
体位及切口	仰卧位，胸骨正中切口。
体外循环	常规体外循环。
手术步骤	❶ 二尖瓣交界融合的处理　使用神经钩将前叶的主要腱索拉起（图3-3-1），从而在交界处形成一个褶皱以标明融合的位置（图3-3-2），使用尖刀在距离瓣环5mm处划向距游离缘5mm处，识别瓣膜下融合的腱索和乳头肌，顺着腱索完成切口（图3-3-3），每个游离缘保留至少一个腱索，然后劈开乳头肌（图3-3-4）。对于部分患者（图3-3-5），可以将融合的三角形腱索开窗，以免复发（图3-3-6）。
	❷ 腱索活动受限的处理　切除增厚的二级腱索，并对融合的腱索进行开窗，以恢复瓣膜的活动，可使用神经钩进行探查和识别，先切除乳头肌侧，再切除瓣叶侧（图3-3-7、图3-3-8）。
	❸ 合并瓣环形变的处理　二尖瓣狭窄的患者，若瓣环为正常的卵圆形而无瓣环扩张，可直接行交界切开，而对于瓣环为圆形伴扩张的患者，在交界切开后应使用瓣环成形以避免术后扩张（图3-3-9）。

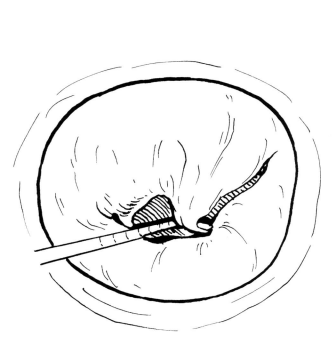

图3-3-1

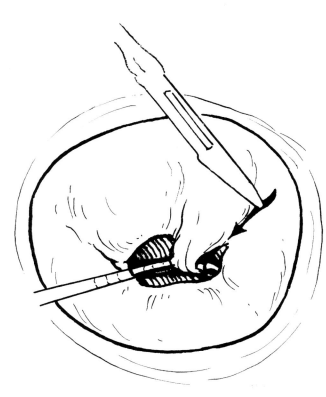

图3-3-2

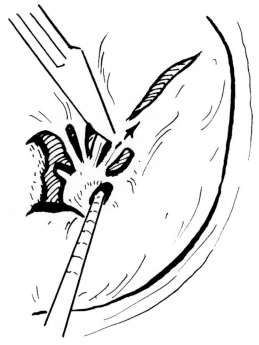

图 3-3-3

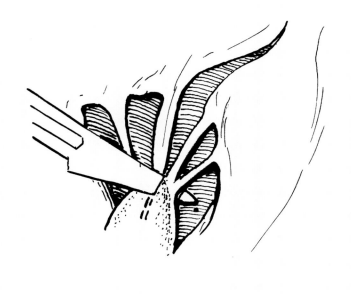

图 3-3-4

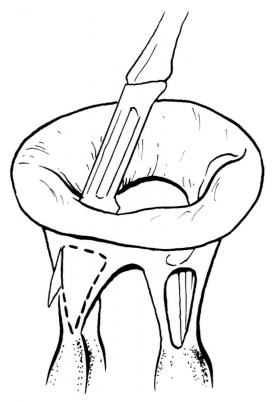

图 3-3-5

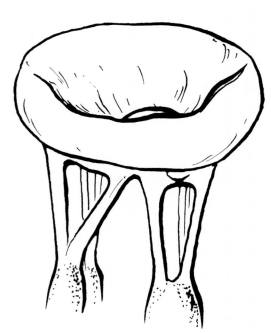

图 3-3-6

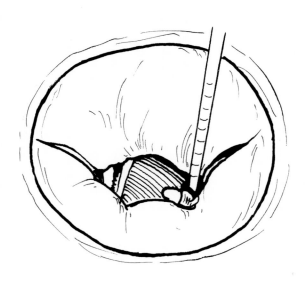

图 3-3-7

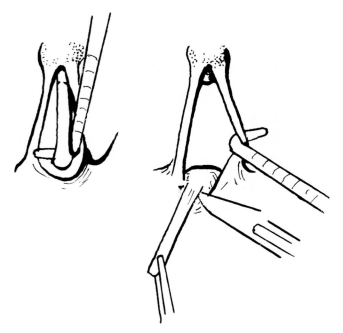

图 3-3-8

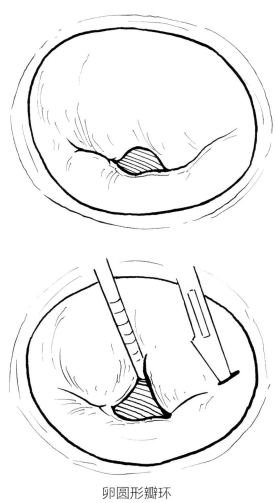
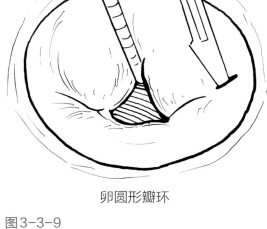
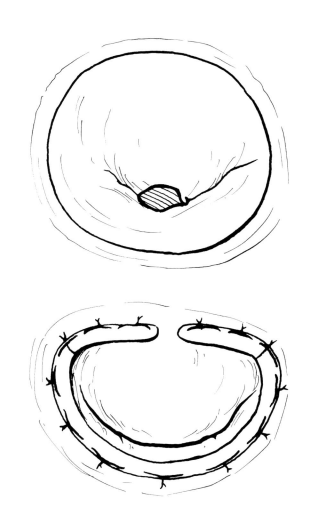

卵圆形瓣环   圆形瓣环

图 3-3-9

第四节　　二尖瓣置换术

适 应 证	各种病因引发的二尖瓣功能障碍。
禁 忌 证	急性期脑梗死，心脏恶病质，严重肺动脉高压。
术前准备	术前充分准备，改善患者肺功能，可增加手术的安全性和防止术后并发症，有利于患者术后康复。二尖瓣狭窄的患者应行强心利尿治疗，补充钾盐。全身状况差者，给予高蛋白饮食。在无风湿活动，心肺功能最佳状态的情况下再进行手术。
麻　　醉	气管插管全身麻醉。
体位及切口	仰卧位，肩胛间垫高。胸骨正中切口。
体外循环	按常规体外循环准备。
手术步骤	左心房间沟入路：分离房间沟并在其下方纵行切开左心房壁（图3-4-1），分别向上、下方延长至腔静脉的后方，向上方牵拉即可显露二尖瓣（图3-4-2）。

125

右心房房间隔入路：在上、下腔静脉插管之间界嵴的前方切开右心房（图3-4-3），纵行切开卵圆窝，并向左肺上静脉方向延长房间隔切口。该切口距离二尖瓣近，在心脏增大不明显时也显露良好（图3-4-4）。

左心房顶入路：在升主动脉和上腔静脉之间横行切开左心房顶部，可以很好地显露二尖瓣（图3-4-5）。缺点：有可能损伤窦房结动脉，另外，左心房顶部较薄，一旦出血，修补困难。

❶ 瓣膜的切除及人工瓣植入　进入左心房后，首先探查二尖瓣的病变情况。确定行二尖瓣置换术后，切除病变的二尖瓣瓣叶。后瓣环外侧邻近左冠状动脉回旋支，内侧靠近冠状静脉窦，如缝针过深，可造成损伤。前瓣环与主动脉瓣环相连，如进针深，可损伤主动脉瓣。靠近室间隔处缝合时注意保护房室结（图3-4-6）。

切除二尖瓣时，用钳子夹住前瓣叶，向右侧牵引显露瓣叶，在二尖瓣前叶中部，距瓣环3mm处用尖刀切开，向两侧扩大切口，切除前、后瓣叶，在乳头肌与腱索相连处切开腱索，最后切除整个病变瓣膜（图3-4-7）。保留二尖瓣的后瓣腱索与乳头肌，对心功能有远期保护作用。可部分切除二尖瓣后叶，保留腱索附着处的瓣叶（图3-4-8），缝线时，从左心房面进针并穿过保留的瓣叶，使后瓣叶折叠在瓣环与人工瓣膜的缝合环之间，也可先用单独缝线将待保留的瓣叶固定在后瓣环上（图3-4-9）。植入机械瓣膜时，缝线方法都采取间断褥式外翻缝合，从左心房面进针，左心室面出针。缝线为双头针带垫片。这种缝合法可有效防止机械瓣叶活动受限（图3-4-10）。一般缝合12~16针，最后将缝线缝于机械瓣膜

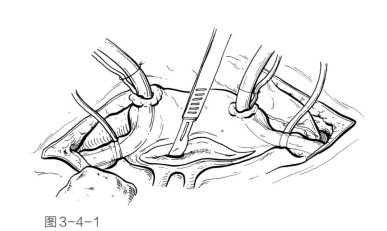

图3-4-1

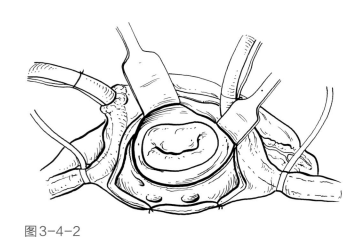

图3-4-2

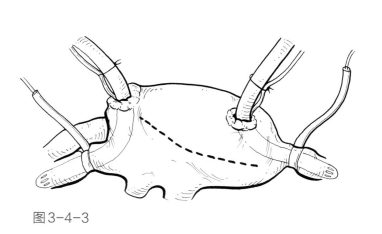

图3-4-3

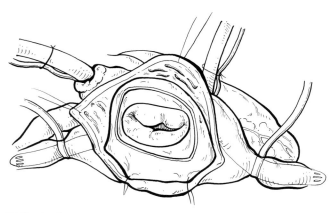

图3-4-4

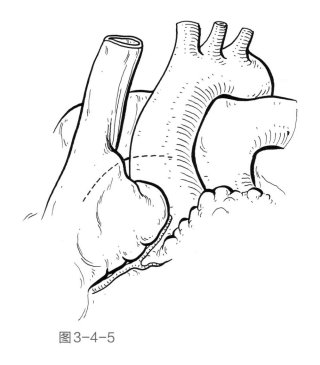

图3-4-5

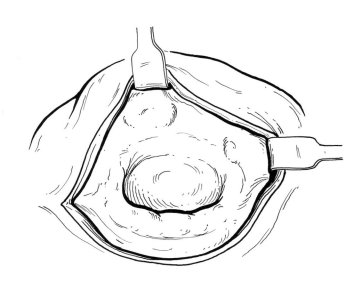

图3-4-6

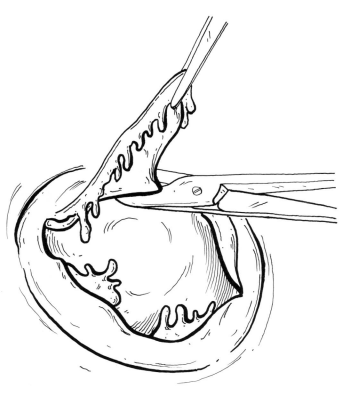

图3-4-7

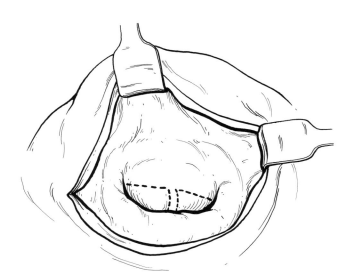

图3-4-8

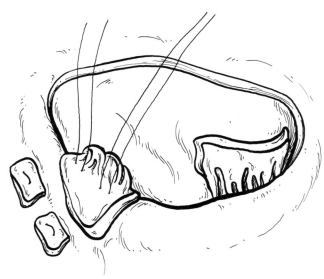

图3-4-9

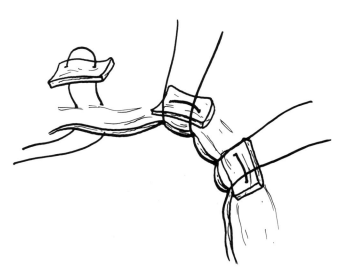

图3-4-10

的缝合缘上（图3-4-11）。将人工瓣膜推入二尖瓣瓣环后，撤去持瓣器，确定人工瓣完全落入瓣环后，逐一打结。剪线后，仔细检查人工瓣叶启闭是否受限（图3-4-12）。使用双叶瓣时，瓣轴方向垂直于二尖瓣交界连线方向，这样可最大限度地防止卡瓣现象的发生。现代机械瓣膜大多数在落座后可根据局部情况进行旋转，方便手术操作。

❷ 二尖瓣置换术的缝线方法　单针缝合法，不会环缩瓣环，但缝针较多，一般在小瓣环时使用（图3-4-13）；间断外翻褥式缝合法（最常用），从心房面进针，穿过纤维化房室环，于心室面出针，可最大程度地减少残余组织对人工瓣叶的影响（图3-4-10）；间断"8"字缝合法（图3-4-14）、间断褥式法（将垫片放在左心室侧），在清除较多后瓣环钙化组织后使用有加固瓣环的作用（图3-4-15），更常用于生物瓣或环上瓣置换，不会妨碍瓣叶的活动（图3-4-16）。

术中要点　操作时应避免过度牵拉房室环及乳头肌或在落瓣后过分抬举心尖部，防止心脏破裂。过度切除瓣环上的钙化组织，植入过大的人工瓣，也是心脏破裂的危险因素。落瓣后要检查瓣叶活动，防止卡瓣现象的发生。保留前叶要慎重，一定要确定无卡瓣现象发生（图3-4-17）。植入有瓣架的生物瓣时，要确认其上的标志，防止其瓣脚突入左心室流出道导致血液流出受阻（图3-4-18）。

术后处理　改善心排出量，减少水分摄入，改善肺功能，纠正电解质紊乱，控制心律失常，密切监测引流量。

术后抗凝，机械瓣膜置换术后需终生抗凝治疗，维持INR值在2.0~3.0；生物瓣膜置换术后也需口服抗凝药物3个月。

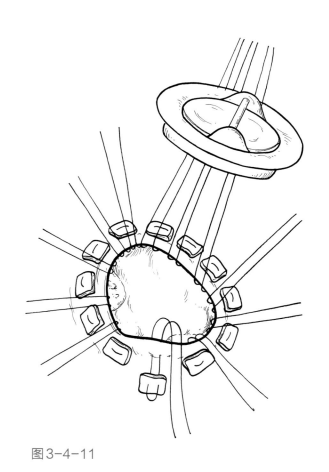

图3-4-11

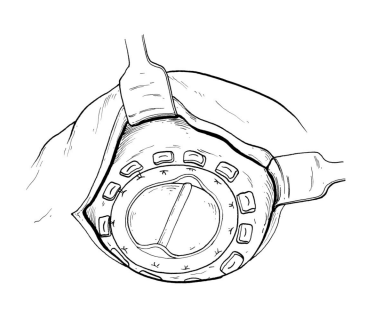

图3-4-12

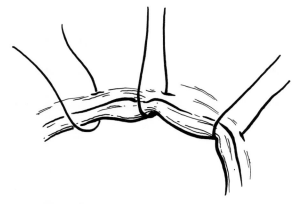

图 3-4-13

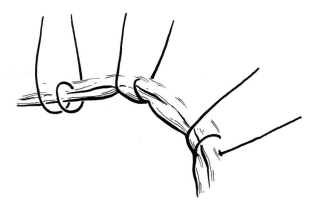

图 3-4-14

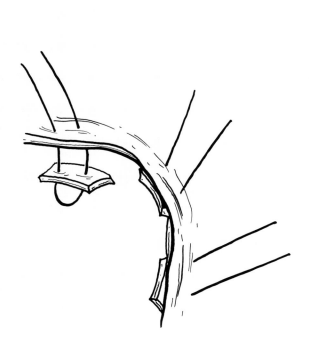

图 3-4-15

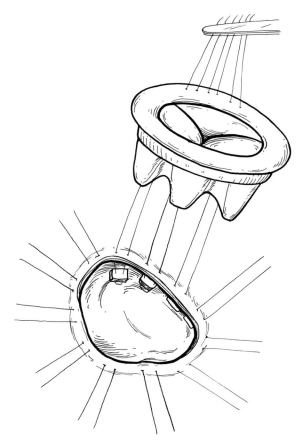

图 3-4-16

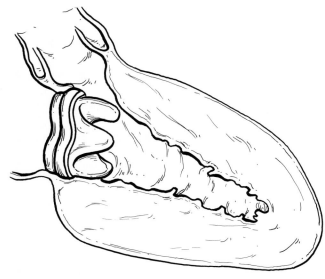

图 3-4-17

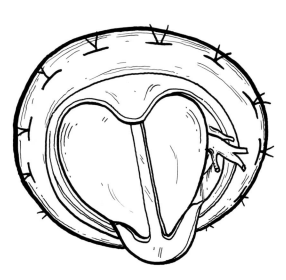

图 3-4-18

129

第五节　主动脉瓣成形及置换术

适　应　证	主动脉瓣狭窄有症状，跨瓣压差超过50mmHg者；没有症状但跨瓣压差超过75mmHg者；主动脉瓣关闭不全无症状者，超声检查左心室收缩末的直径超过55mm者。一旦确诊应尽快手术。
麻　　　醉	气管插管全身麻醉。
体位及切口	仰卧位，肩胛间垫高。胸骨正中切口。
体外循环	按常规体外循环准备。

手术步骤　❶　瓣膜切除及人工瓣膜植入　斜行切开主动脉前壁，切口向无冠瓣与左冠瓣交界方向延伸，也可行"S"形切口（图3-5-1）。经主动脉切口，直接从左、右冠状动脉开口，灌注心肌保护液（图3-5-2）。切除主动脉瓣叶时，在瓣根处需留2~3mm的瓣叶组织，以防损伤主动脉瓣环（图3-5-3）。测量瓣环的大小后，选择合适的人工瓣膜[术前应该根据患者的身高、体重确定可耐受的最小人工瓣膜，防止术后出现患者人工瓣膜不匹配（patient-prosthetic mismatch，PPM）]（图3-5-4）。沿着残留瓣叶根部组织在冠状动脉开口以下，用带垫片双头缝线，作间断外翻褥式缝合，针距为2~3mm，使每个褥式缝线尽可能在同一水平，尤其在三个交连部位，以方便落入人工瓣膜。在右冠瓣及无冠瓣的交界下有传导束走行，避免进针过深损伤传导束（图3-5-5）。将缝线缝过人工瓣缝合环，在中部出针，以免剪线后线头阻碍瓣叶活动（图3-5-6）。落瓣后，拉紧每根缝线，在确认人工瓣完全落座后，开始结扎缝线。打结时要注意每个垫片均明确翻出（图3-5-7）。两层连续缝合法关闭主动脉壁切口（图3-5-8）。

缝线方法　单针单线缝合法，异物少，适合主动脉瓣环小但牢固者；双头针加垫片间断褥式缝合法，缝合牢靠，为放入最大可能人工瓣膜，可将垫片放在左心室内。

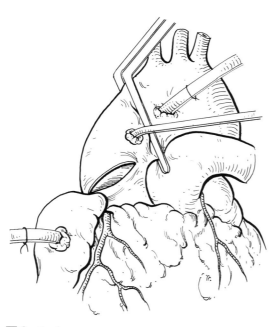

图3-5-1

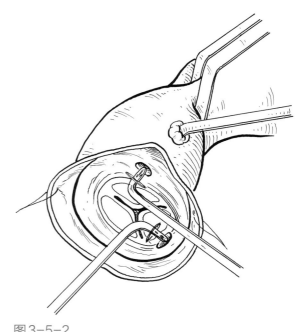

图3-5-2

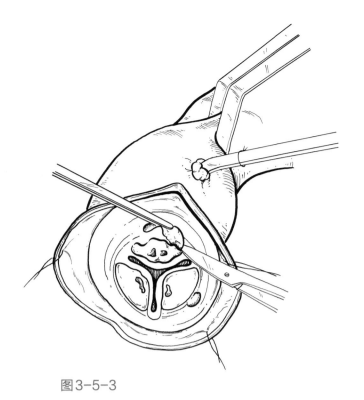

图3-5-3

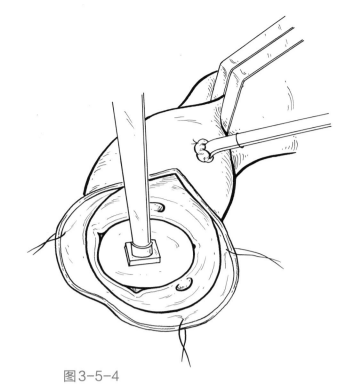

图3-5-4

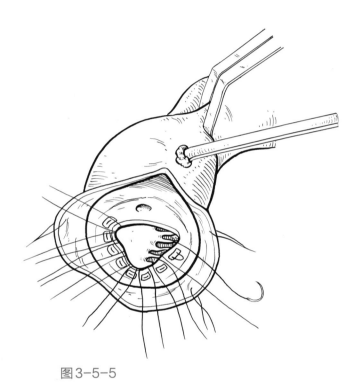

图3-5-5

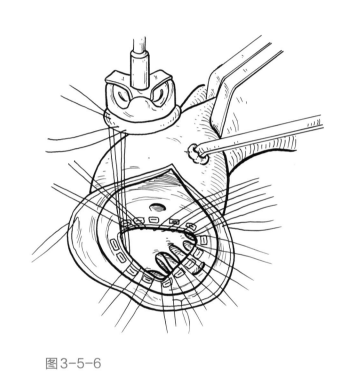

图3-5-6

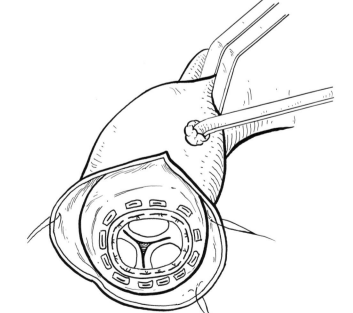

图3-5-7

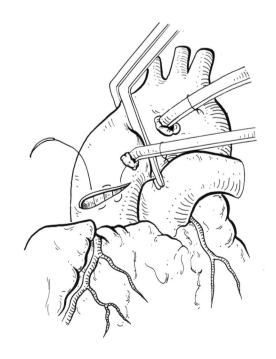

图3-5-8

131

术中要点 对于主动脉瓣关闭不全的病例，术中要防止左心室膨胀。经冠状动脉口直接灌注时要轻柔，防止损伤冠状动脉。主动脉切口的两端，至少要高于瓣环1cm，防止换瓣后人工瓣过度靠近主动脉切口，使切口缝线张力大，导致出血。如果出现，必须在体外循环下重新阻断，在无张力的条件下，用补片修补。过多地切除主动脉瓣叶，有可能损伤主动脉瓣环。

❷ 小主动脉瓣环的处理　主动脉瓣环加宽术（Nick法）。经主动脉斜切口，向下延伸至无冠瓣与左冠瓣环的交界处（图3-5-9），不切开左心房和二尖瓣前叶（图3-5-10）。然后用梭形自体心包片或人工补片加宽。先连续缝合瓣环下方加宽的部分（图3-5-11），然后把人工瓣膜缝在加宽的补片中下部，用补片剩余的上半部分修补瓣环上扩大的主动脉切口（图3-5-12），该方法简单易行，可扩大瓣环2~4mm。

❸ 人工瓣膜斜行植入术　将植入瓣膜的平面倾斜5°~10°，一般可植入一个更大的瓣膜。从无冠状窦的任意一端开始，将双头针从主动脉壁外侧进针，也可先缝在人工瓣环上，再由内向外穿过主动脉壁，呈弓形向上至瓣环最低点上5~8mm（图3-5-13）。

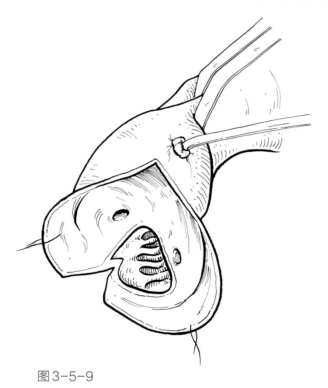

图3-5-9

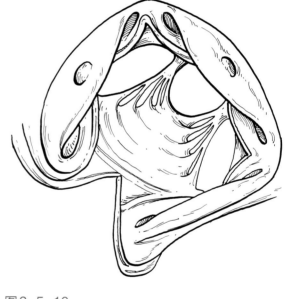

图3-5-10

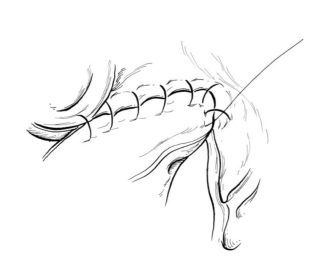

图3-5-11

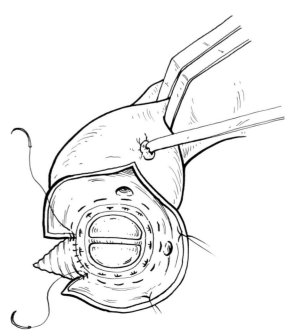

图3-5-12

术中要点	主动脉切口的位置要比通常切口高，要高于无冠状窦瓣环1.5~2cm。最好使用双叶瓣。瓣膜倾斜的角度和瓣叶开放后的角度总和不能超过80°，否则瓣膜无法关闭，倾斜碟瓣的开口方向，大开口应朝向无冠状窦，而双叶瓣以瓣叶能自由开放即可。
术后处理	呼吸机辅助呼吸，维持血气及水电解质平衡，调整心率及血压。常规给予多巴胺等正性肌力药物，同时给予血管扩张药物。抗凝治疗见"二尖瓣置换术"。

❹ 主动脉瓣成形 主动脉的功能分型与二尖瓣类似，主要包括Ⅰ型，瓣叶功能正常；Ⅱ型瓣叶脱垂；Ⅲa型瓣叶开放受限；Ⅲb型瓣叶关闭受限（图3-5-14）。

对于Ⅰ型瓣叶正常而瓣环扩张的患者，采用2-0 Prolene线的连续褥式缝合，由主动脉侧穿到心室面，再穿回主动脉侧，缝合一周后打结，然后使用另外一根线对应缝合，以瓣叶不褶皱为佳（图3-5-15）。

对于Ⅱ型的患者，部分瓣叶脱垂多是由于游离缘过长，可通过锥形切除恢复，将脱垂瓣叶的两边按照旁边瓣叶对合长度加2mm后切除，对合缝合瓣叶切口（图3-5-16）。

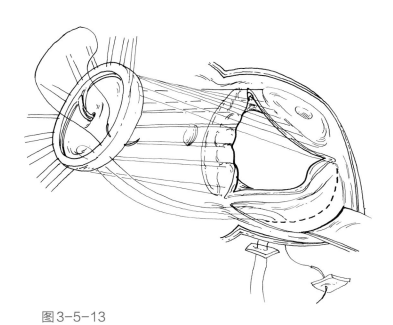

图3-5-13

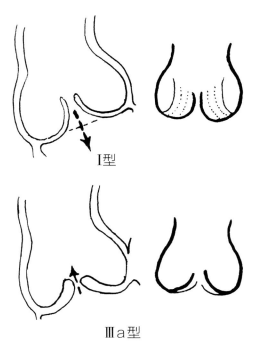
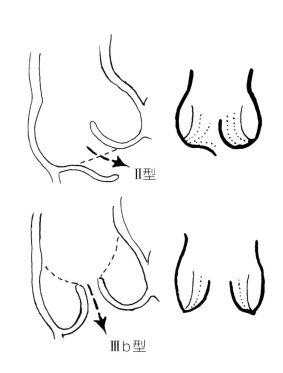

Ⅰ型　Ⅱ型

Ⅲa型　Ⅲb型

图3-5-14

对于Ⅲa型患者，可直接在左瓣叶的交界切开。而Ⅲb型的患者则保留瓣叶，行窦管交界以上的手术。

对于其他情况，如瓣叶穿孔的患者，最好应用人工补片修补而不使用心包（图3-5-17）；瓣叶撕裂，可直接修补或使用补片缝合（图3-5-18）。

❺ 主动脉瓣重建（Ozaki技术） 尽可能获取大块的自体心包，戊二醛固定10min，切除病变主动脉瓣膜后，测量主动脉瓣环直径，主动脉窦部直径，根据数据裁剪心包片为瓣叶后，对应相应瓣环缝合补片中点，顺序连续缝合瓣叶于瓣环，并于交界处在较高点出针（图3-5-19）。

❻ 经导管主动脉瓣置入术（TAVI技术） 对于高危患者无法耐受外科手术可施行该技术，经股动脉穿刺置入导丝和导管，逆行入主动脉，跨过主动脉瓣，扩张球囊后，可将介入瓣经加硬导丝送入主动脉瓣位置，球囊扩张完成置入（图3-5-20）。

也可在杂交手术室完成经心尖部的顺行置入，胸前外侧小切口，于心尖部做荷包，穿刺进入心室，于放射线下将导丝导管置入主动脉瓣，送入主动脉瓣后，扩张球囊完成置入（图3-5-21）。

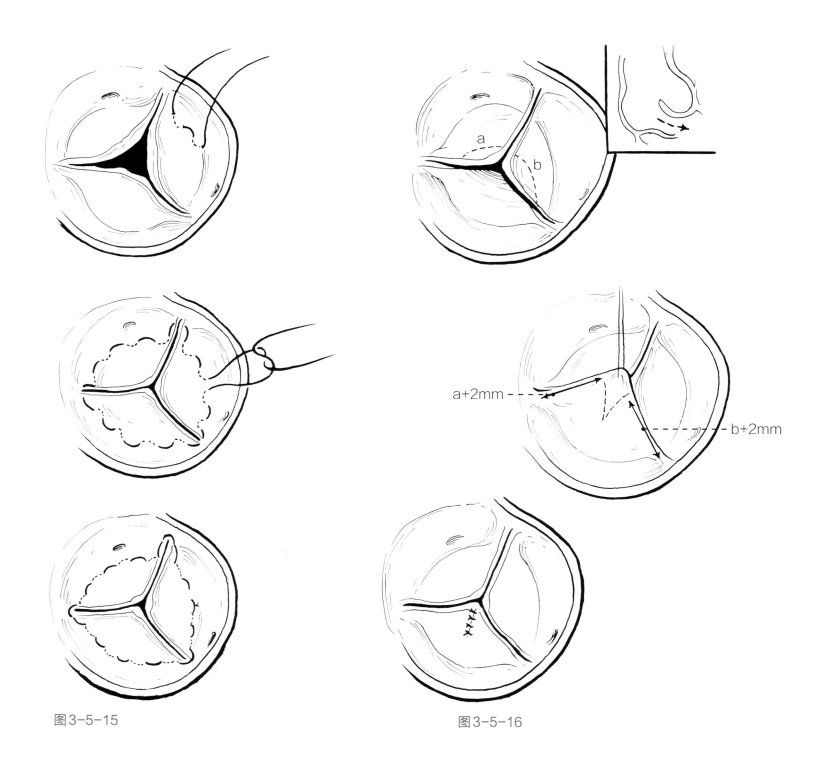

图3-5-15

图3-5-16

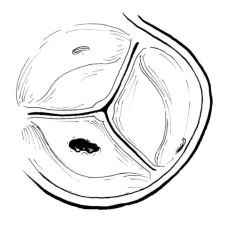

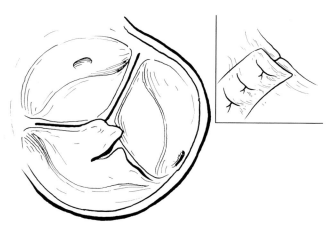

图3-5-18

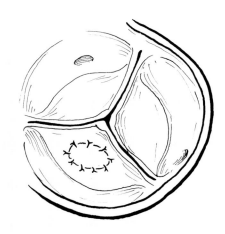

图3-5-17

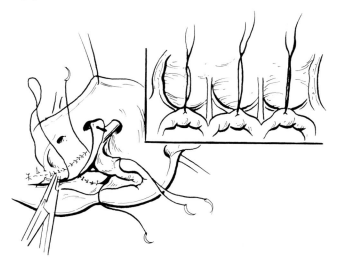

图3-5-19

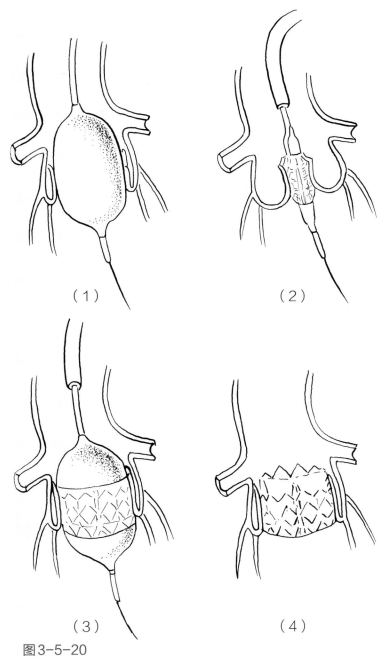

（1）

（2）

（3）

（4）

图3-5-20

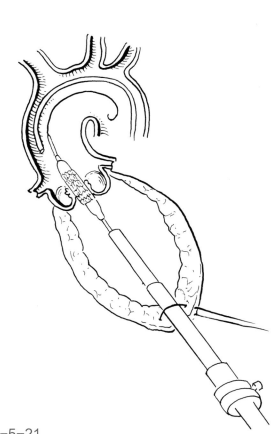

图3-5-21

135

第六节　三尖瓣成形及置换术

适 应 证	单纯三尖瓣获得性病变少见，多继发于其他病变，如二尖瓣狭窄或房间隔缺损等引起右心增大及肺动脉高压患者，大多可通过成形术得到缓解。如瓣叶及瓣下结构病变严重，可考虑行三尖瓣置换术。
麻 醉	气管插管全身麻醉。
体位及切口	仰卧位，肩胛间垫高。胸骨正中切口。
体外循环	按常规体外循环准备。
手术步骤	❶ 三尖瓣成形术　右心室扩张后，三尖瓣瓣环主要在前瓣环和后瓣环明显扩大，这是发生功能性关闭不全的主要原因，而隔瓣因为瓣环相对固定，扩张程度较轻。三尖瓣成形时主要缝缩前瓣与后瓣的附着处瓣环。二叶瓣化成形术（Kay氏法）可从前、后瓣交界的前瓣侧进针，从隔后瓣交界的隔瓣侧出针（图3-6-1），结扎缝线即可闭合后瓣（图3-6-2）。Devaga成形术采用带垫片的缝合线，从前、隔瓣交界开始，两根平行缝线顺时针向前绕瓣环，缝至后隔叶交界处（图3-6-3），在三尖瓣口放入测瓣器确定合适口径后，拉紧两根缝线后打结，瓣环即折叠缩小。成形后瓣口应可通过28~32号探子（图3-6-4）。该技术有多种改良方法，可用戊二醛处理过的自体心包条加固缝合，三尖瓣瓣环上的针距要大于心包条上的针距，缝线一定要缝在三尖瓣瓣环上，否则缝线容易撕脱（图3-6-5）。另一种方法可采用第一针为平行瓣环的缝合，第二针采用在心房面斜行进针后再缝入心包条的缝合法，这样再结扎缝线后，不易松开（图3-6-6）。也可采用分段缝合法来环缩三尖瓣瓣环（图3-6-7）。 ❷ 人工瓣环成形术　成形完成后，再加人工瓣环加固，更能加固成形效果。也可直接用人工瓣环来环缩扩张的瓣环（图3-6-8），即三尖瓣瓣环上针距跨度大，人工瓣环上针距跨度小，从而起到环缩作用。可以全周均匀环缩，也可以在前后交界或关闭不全最重的部位重点环缩，采用加垫片褥式缝合法，或连续缝合法（图3-6-9）。

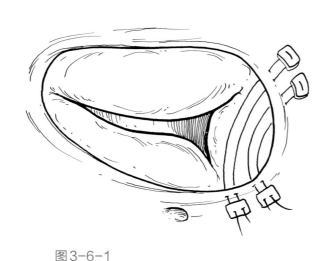

图3-6-1　　　　　　　　　　　　　　　　　图3-6-2

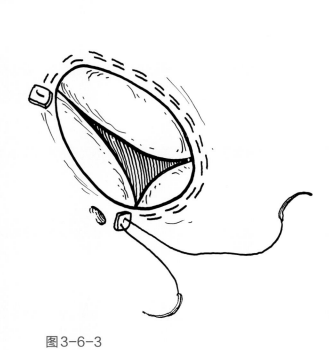

图 3-6-3

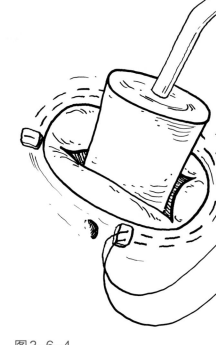

图 3-6-4

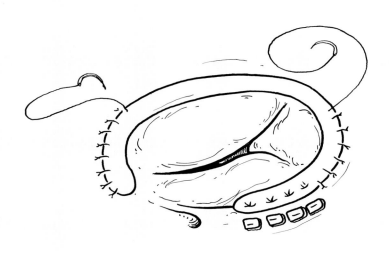

图 3-6-5

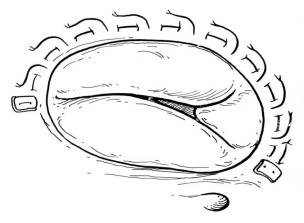

图 3-6-6

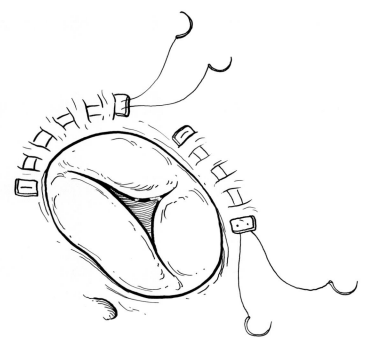

图 3-6-7

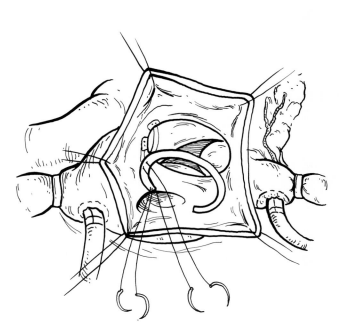

图 3-6-8

❸ 三尖瓣置换术　保留隔瓣叶，切除前、后叶及所有腱索（如果使用生物瓣膜，可保留所有结构）。用双头针缝线行间断褥式缝合（图3-6-10）。从隔瓣侧开始，从心房面进针，紧靠隔瓣根部浅缝，注意保护传导束，缝合前、后瓣环时一定要缝在瓣环上，再缝至人造瓣膜环。缝合时三尖瓣瓣环的针距应稍大于人工瓣缝合环上的间距。这样可环缩三尖瓣瓣环，且人工瓣膜牢靠（图3-6-11）。在缝合隔瓣侧时也可绕过冠状静脉窦开口，直至前隔瓣交界处，此手术方法可避免传导束损伤（图3-6-12）。

术中要点　　尽量采用成形术，缝线一定要缝在三尖瓣瓣环上，否则术后易撕脱。防止成形过度产生狭窄，防止损伤传导束，行瓣膜置换时，应使用中心血流瓣膜或生物瓣膜，减少术后血栓并发症的发生。

术后处理　　同一般瓣膜置换手术。因为三尖瓣位处于低压系统，术后的抗凝程度要确实。

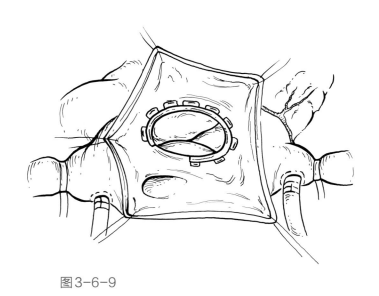

图3-6-9

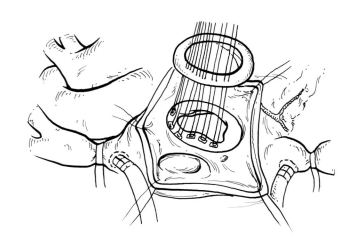

图3-6-10

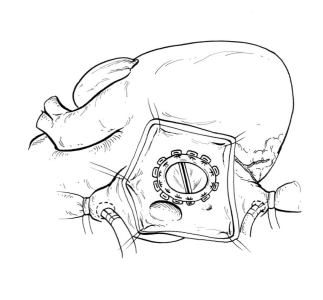

图3-6-11

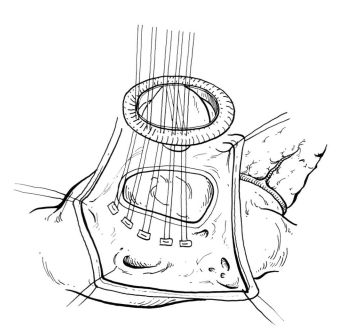

图3-6-12

第四章
冠状动脉粥样硬化性心脏病手术

第一节

桥血管的选择与获取

第二节

体外循环下冠状动脉搭桥术

第三节

心脏不停跳冠状动脉搭桥术

第四节

冠状动脉内膜剥脱术

第五节

室间隔穿孔的外科治疗

第六节

室壁瘤切除术

扫描二维码，
观看本书所有
手术视频

第一节　桥血管的选择与获取

一　桥血管的选择

一般应选择左侧乳内动脉。糖尿病患者应避免选择使用双侧乳内动脉。使用桡动脉配合钙离子拮抗剂等药物治疗，近、远期效果均良好。胃网膜动脉、腹壁下动脉由于取材不便，仅少数人使用。大隐静脉由于取材方便且材料选择较多，在目前桥血管选择中应用最为广泛。

二　乳内动脉的获取

用乳内动脉牵开器撑开左侧胸骨，向左侧倾斜手术台，用电刀在乳内动脉两侧1cm处切开胸壁筋膜（图4-1-1）。一般选择从末段开始向上两侧切开，然后用电刀头将乳内动脉从胸壁剥离下来，用钛夹钳夹分支，上到乳内起始部，下达乳内动脉第二分叉处。分离乳内动脉时，要保留伴随的静脉及胸壁筋膜，形成血管蒂（图4-1-2）。将乳内动脉血管蒂取下后，首先修剪远端，一般游离出1cm左右（图4-1-3），将血管断端修剪成喇叭状，至少为血管直径的2倍（图4-1-4）。修剪过程中要注意不要钳夹乳内动脉，不要触碰血管内膜。也可将血管蒂间断游离，可略增加使用长度（图4-1-5）。

单纯乳内动脉游离法（骨骼化获取法）：不含乳内静脉及周围肌肉筋膜组织，而将乳内动脉单纯游离获取的方法（skeletonized IMA）。该方法可增加使用长度约2cm，又可保护胸骨的侧支循环，有利于术后愈合（图4-1-6）。缺点：游离困难，费时，技术要求高。必须切断乳内动脉的第一分支，避免术后盗血现象的出现。

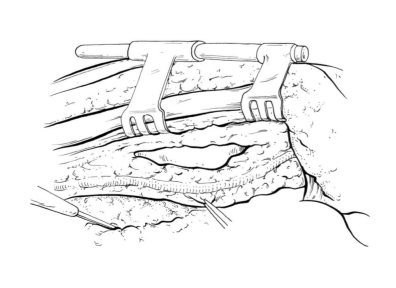

图4-1-1

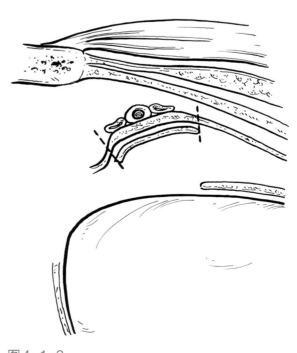

图4-1-2

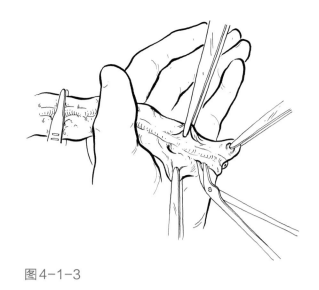

图 4-1-3

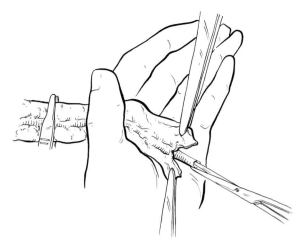

图 4-1-4

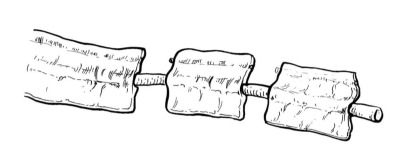

图 4-1-5

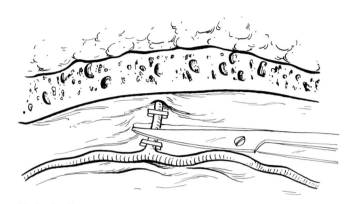

图 4-1-6

三　桡动脉获取

禁　忌　证	Allen试验阳性者，或术前前壁血管超声提示异常者，如上肢血管解剖异常及上肢外伤史者。
手术操作	上肢外展，从肘关节下2cm到腕关节上2cm，沿肱桡肌缘与桡动脉搏动处做偏向尺侧的弧形切口（图4-1-7）。在肱桡肌和桡侧腕屈肌的肌腹之间切开深筋膜，分离出包含桡动脉、桡静脉的血管蒂，夹闭分支（图4-1-8）。上端游离至肘窝，显露桡返动脉。结扎远端，经远端注入罂粟碱和肝素混合液（40mg罂粟碱加100ml肝素化血液），扩张并检查有无侧支出血后，切断缝扎近心端（图4-1-9）。

ER 4-1-1
乳内动脉
获取

术中要点	处理靠近桡动脉的分支时，不可使用电刀，注意避免损伤神经及尺动脉。

141

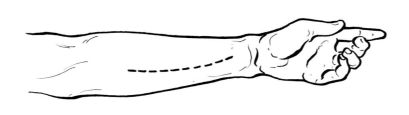

图 4-1-7

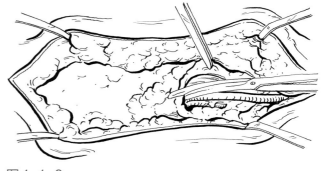

图 4-1-8

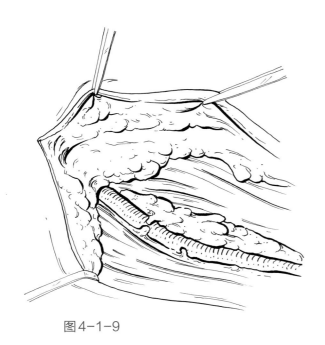

图 4-1-9

四　　大隐静脉的获取

于内踝上方约 1cm 纵行切开皮肤，游离大隐静脉远端。以此为开端，采用全层切开或分段跳跃式切口以利愈合（图 4-1-10）。延长切口至所需静脉的长度，分离静脉表面及两侧的纤维组织，尽量避免直接接触静脉，游离并结扎分支，结扎不可过分靠近静脉主干，以免造成狭窄，也不可过远，否则易致血栓（图 4-1-11）。经远端送入卵圆形针头，注入肝素盐水检查静脉是否渗漏，压力不能超过 150mmHg（图 4-1-12）。近年来，有条件的单位已经开展内镜微创获取大隐静脉技术，该方法损伤小，术后下肢并发症少，恢复快，但是设备及技术条件要求高（图 4-1-13）。

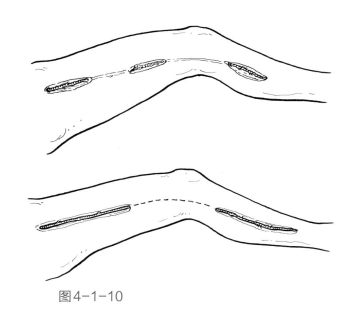

图 4-1-10

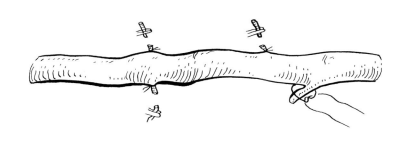

图 4-1-11

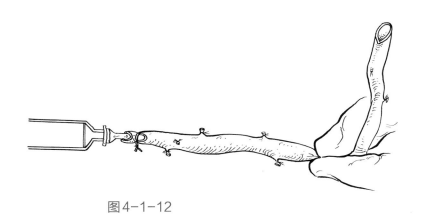

图 4-1-12

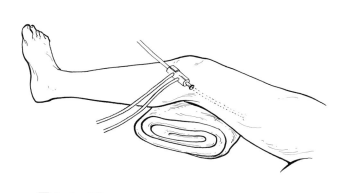

图 4-1-13

第二节 　　体外循环下冠状动脉搭桥术

适 应 证	左主干病变或有严重三支病变的患者。心功能较差，心衰严重者，术前合并严重肺动脉高压，术中预判可能无法耐受心脏搬动者。介入治疗失败或术后发生再狭窄的患者。陈旧性大面积心肌梗死又无心绞痛的患者，如有较多的存活心肌的患者，不稳定型或变异型心绞痛，冠状动脉三支病变明确，伴心电图缺血改变或心肌酶学变化者，应急诊手术。
禁 忌 证	冠状动脉弥漫性病变，且以远端冠状动脉为主，陈旧性大面积心肌梗死，检查证实无存活心肌，心脏扩大显著，射血分数<20%，右心衰竭或肝肾功能不全的患者。
术前准备	术前停用阿司匹林等抗凝药物5~7天，应用低分子肝素替代治疗，可继续用β受体阻滞剂。原则上术前应停用ACEI及ARB类降压药，预防术后出现血管麻痹。术前适当应用镇静药和冠状动脉扩张剂，预防心肌梗

143

死或心肌缺血，加CT头部扫描，颈动脉超声检查确认患者双下肢静脉情况。如使用桡动脉，需做Allen试验。

麻　　醉　气管插管全身麻醉。

体位及切口　仰卧位，肩胛间垫高。胸骨正中切口。

体外循环　按常规体外循环准备，可采用静脉腔房型插管。

手术步骤　❶　远端吻合　用冠脉圆刀分开冠状动脉上方的心外膜（图4-2-1），然后用冠状动脉尖刀切开前壁，勿损伤后壁，用125°前向剪刀及45°后向剪刀扩大切口长度至少为其内径的2倍（图4-2-2），桥血管的边缘要略大于冠状动脉切口的边缘。将大隐静脉近端剪成对应斜形开口的边缘。将大隐静脉近端剪成对应斜形开口。用7-0 Prolene线连续外翻缝合。缝合一般从"足跟"开始，首选在"足跟"处缝合3~4针，然后将桥血管落下（图4-2-3）。拉紧缝线，继续缝向"足尖"方向，然后两线汇合打结（图4-2-4）。吻合不便时也可以分别用两端缝向"足尖"，最后汇合打结（图4-2-5）。

ER 4-2-1
CABG近心端吻合

ER 4-2-2
CABG前降支吻合

ER 4-2-3
CABG钝缘支吻合

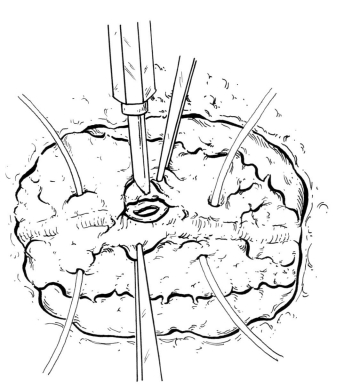

图4-2-1

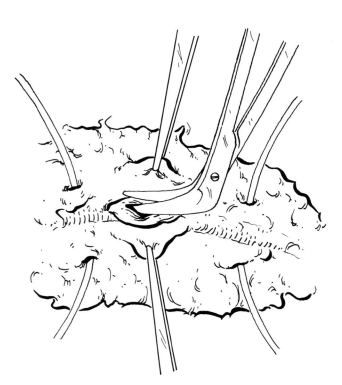

图4-2-2

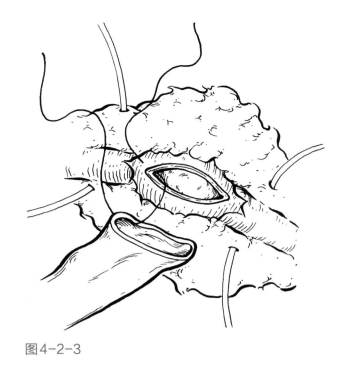

图4-2-3

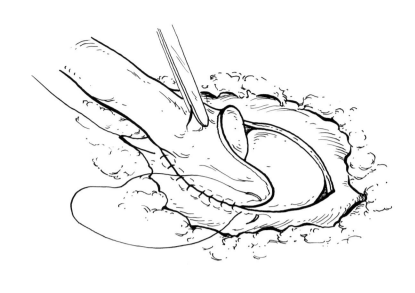

图4-2-4

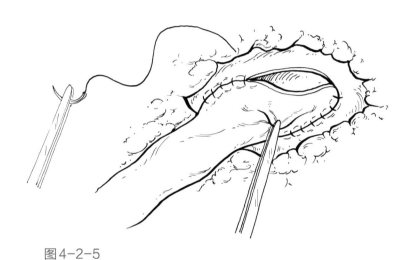

图4-2-5

术中要点：由外向内进针时一定避免缝到对侧血管内膜，建议常规使用血管分流栓，冠状动脉切口偏离中心时，可向两端扩大切口加以纠正。在"足跟"和"足尖"处缝合不可过于稀疏，以免产生荷包线效应。打结前要行桥血管的排气并检查吻合口是否漏血，同时注意注水的压力情况，可间接反映吻合口的通畅程度，吻合时要设计好桥血管的长度及吻合口的角度。

❷ 近端吻合　可在心脏复跳后进行。选择近端吻合口的位置时，要注意主动脉有无钙化，可行超声及胸部CT检查预判。用主动脉侧壁钳钳夹部分动脉壁（图4-2-6），切除外膜，尖刀戳开，打孔器打孔（图4-2-7）。确定静脉长度，阻断静脉桥，用6-0 Prolene线连续缝合（图4-2-8）。如主动脉钙化，可将静脉桥近端吻合在另一静脉桥的根部（Y型桥），或将静脉桥吻合在无名动脉处。静脉桥排气后，开放桥上的动脉夹。吻合前桥血管长度的设计很重要，过短会产生高张力造成狭窄，过长会导致桥血管打折，形成局部高压力或湍流，需重新吻合。所有吻合结束后，桥血管应该贴伏在心脏表面（图4-2-9）。

145

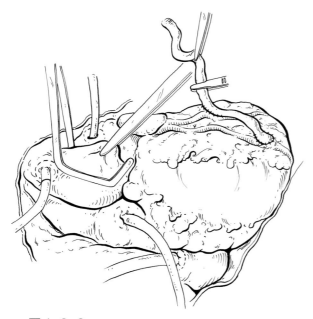

图 4-2-6

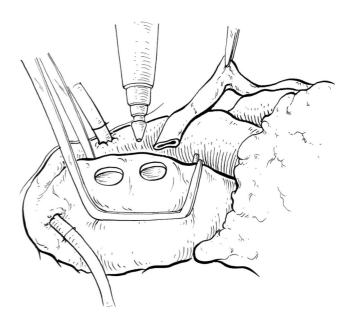

图 4-2-7

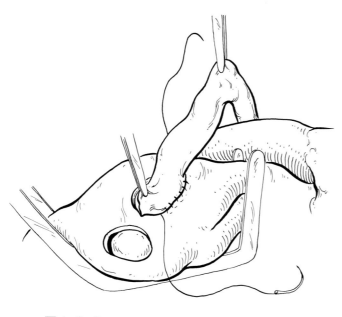

图 4-2-8

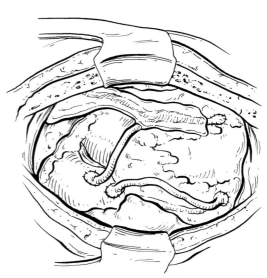

图 4-2-9

❸ 序贯式吻合　用一支桥血管与两支以上冠状动脉吻合称为序贯式吻合。该方法需要的桥血管和吻合口少，手术时间短，操作简便，缺点是发生狭窄时可能会导致全部桥血管狭窄，进而影响全部冠状动脉的血供。先行远端的吻合（方法见前述）（图4-2-10），在行第二个吻合前要确定两吻合口及桥血管上切口的位置，防止过长扭曲（图4-2-11）。吻合方式根据血管走行可用平行或菱形吻合法。

平行吻合法：桥血管的走行与靶血管平行可采用该吻合法（图4-2-12），吻合采用"足跟"对"足跟"的缝合，这样结扎缝线后，两吻合口平行相对（图4-2-13）。

菱形吻合法：桥血管的走行与靶血管交叉时需要用此法，将靶血管的"足跟"对应桥血管后壁"足跟"与"足尖"的中间位置（图4-2-14），先缝合靶血管的"足跟"位置，然后从两侧缝向靶血管的"足尖"方向，最后汇合打结（图4-2-15）。

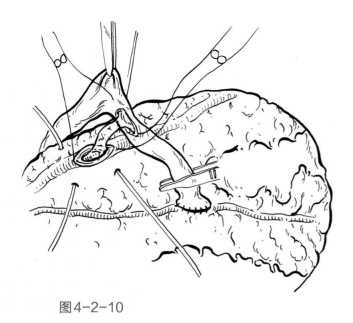

图4-2-10

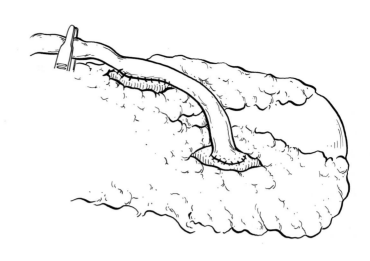

图4-2-11

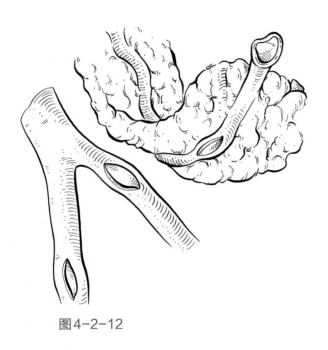

图4-2-12

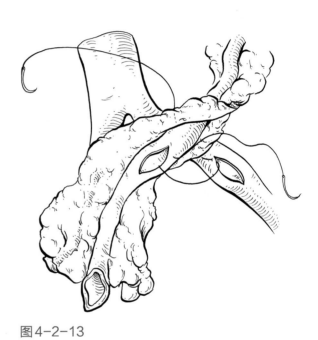

图4-2-13

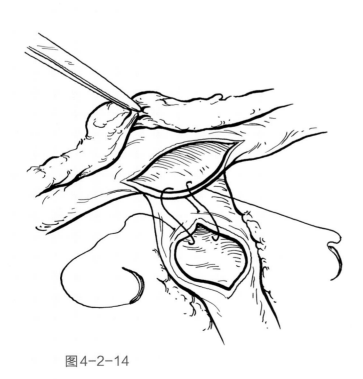

图4-2-14

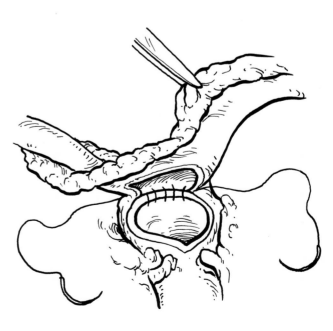

图4-2-15

147

术中要点：两吻合口之间的桥血管长度要精确测量，防止过短有张力，过长易扭曲。近端吻合口要小于远端吻合口。缺点是各个吻合口属于串联形式，主干一旦闭塞，会影响全部吻合口供血。采用大隐静脉桥的优点是口径大，长度足够，管壁较坚韧，易于缝合，但术后远期闭塞率明显高于内乳动脉血管桥。

❹ 乳内动脉的吻合　内乳动脉－左前降支吻合技术：显露左前降支，冠状动脉切口应小于大隐静脉吻合口，带蒂的内乳动脉桥断端剪成45°斜面，先从内乳动脉"足跟"部由外向内进针，再从冠状动脉切口近端由内向外出针，继续完成全部缝合，排气后结扎缝线。检查无漏血后将血管桥固定于心外膜上，以减少张力，防止撕开。与大隐静脉桥相比，内乳动脉有如下优点：①带蒂内乳动脉能根据生理需要调节血流量；②内乳动脉能产生较多的前列腺素，有扩张血管和抗血小板凝聚的作用；③内乳动脉发生粥样硬化机会少，远期通畅率高。（图4-2-16）

术后处理

❶ 心肌缺血和急性心肌梗死　主要原因为血管桥或冠状动脉痉挛、扭曲、梗阻和急性血栓形成等致心肌缺血式急性心肌梗死。处理原则为减轻心脏做功，减少心脏耗氧，保证循环平稳。如考虑是血管桥梗阻，应当机立断再次搭桥或在梗阻远端搭桥，延误时间会直接影响预后，甚至危及患者生命。

❷ 低心排综合征　指各种原因引起的心排指数（CI）低于2.0L/（min·m²），表现为低血压伴周围阻力增高，收缩压低于90mmHg，心动过速、四肢湿冷、尿量减少等。治疗原则为防止心肌缺血及冠状动脉痉挛，保证通气和组织氧合，补足血容量，预防心律失常，调整前负荷，减轻后负荷，改善心肌收缩力及应用心脏循环辅助装置。

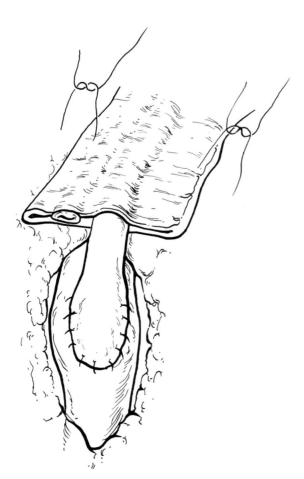

图4-2-16

❸ 心律失常　是常见的并发症之一。在手术中要有良好的心肌保护，减少麻醉药物和手术创伤的影响；防止缺氧、血容量不足、电解质紊乱、酸碱平衡失调等。

❹ 高血压　冠状动脉旁路移植术（CABG）术后高血压并不少见，要针对不同的情况采取相应的措施，保证围术期的平稳。

❺ 术后出血　CABG术后纵隔或心包引流量大于每小时200ml，连续观察3~4小时未见好转者，应认为有出血并发症。治疗原则：如为凝血功能紊乱引起的出血，应静脉输入新鲜血浆、血小板等，注意保持引流管通畅，必要时再次开胸探查。

❻ 高血糖　术中就要监控血糖，术后继续控制血糖，维持血糖稳定。

❼ 心脏压塞　主要原因为术后渗血及止血不彻底，术后抗凝治疗及心功能不全引起心包内血液、血块和液体积聚，当心包引流不畅，积液达150ml以上时，即可引起急性或慢性心脏压塞。心脏压塞发展迅速，常引起循环衰竭和心搏骤停，因此，一旦发现就要紧急处理。处理原则为及早行心包切开探查术，清除积血，慢性心脏压塞可以行心包穿刺，抽出心包腔内积液或积血。

❽ 急性肾功能不全　是CABG术后常见并发症，术后肾功能的保护性治疗是防止急性肾衰竭的重要措施。首先要保证充足的肾脏灌注，加强高渗性利尿，尽快清除血红蛋白，尽可能避免或慎重应用收缩肾血管的药物和肾毒性药物，改善肾脏灌注，合理使用利尿药，必要时应用透析治疗。

❾ 神经系统并发症　由于CABG患者多为老年人，部分患者合并多种慢性疾病，同时脑组织耗氧量大，储备小，对缺氧耐受低，体外循环非搏动性血流低流量状态及随之产生的机体代谢和血流动力学改变，术后早期心功能不全、心律失常及呼吸系统并发症等均是脑损伤的致病因素。治疗原则为保证机械通气，防止脑水肿，头部降温，应用脑细胞营养药物和高压氧舱治疗。

第三节　心脏不停跳冠状动脉搭桥术

适　应　证　　心脏不停跳冠状动脉搭桥术（OFFCAB）与外科医生的经验有很大关系。单纯冠状动脉硬化患者均可以接受该手术，尤其适合于高龄、心功能低下、肝肾功能不全、脑卒中等体外循环的高危患者。

禁　忌　证　　弥漫性病变且血管直径≤1.5mm者。巨大左心室合并肺动脉高压者。术中循环状态不稳定者。心脏显著扩大、心律失常、血管腔小、管壁硬化严重或同时要做其他心脏手术的患者。

麻　　醉	气管插管全身麻醉。
体位及切口	仰卧位，肩胛间垫高。胸骨正中切口。
体外循环	体外循环设备待机，根据患者的具体情况，可装机预充待机或物品准备到位待机。

手术步骤　　❶ 心脏显露固定方法

（1）吸引固定法：将带吸盘的侧臂放置在冠状动脉的两侧（图4-3-1），把连接管连接到术野外的负压吸引装置上，将固定器固定在开胸器上，根据目标血管的位置调整固定器的方向（图4-3-2）。

（2）压力固定法：用压力把固定器压片直接压在心脏靶血管处，容易引起循环不稳定且不易固定（图4-3-3）。

（3）在左肺静脉汇合处及心尖部各缝一根固定线（图4-3-4），套入胶管拉起固定，可更好地显露心脏（图4-3-5）。

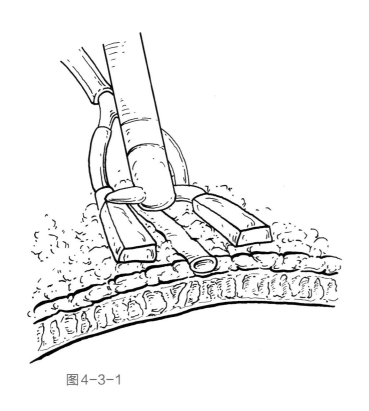

图4-3-1

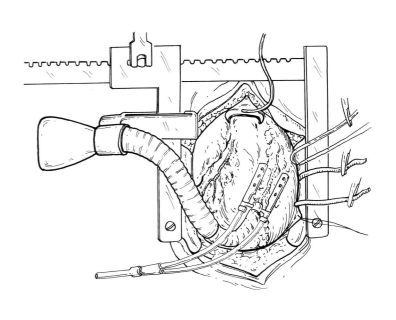

图4-3-2

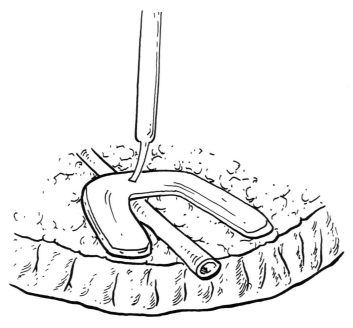

图4-3-3

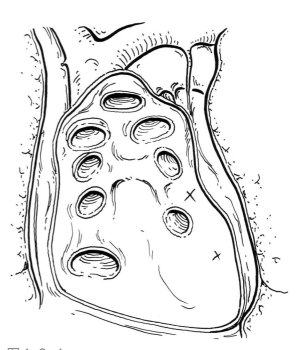

图4-3-4

（4）在心底垫一个大的温盐水纱布垫或适量纱布卷，此种方法亦可较好地暴露心脏，且对回旋支供血区域的压迫较小，并可减少二尖瓣瓣环变形的压力，故对于血流动力学的影响较小。

保持术野局部清晰的方法：使用二氧化碳吹血器（图4-3-6）。用弹力线环绕缝过切口两端（图4-3-7），或用动脉夹阻断冠状动脉切口两端（图4-3-8）。在冠状动脉切口两侧套阻断带（图4-3-9）。

❷ 阻断期间保护远端心肌的方法

（1）局部缺血预适应方法。

（2）用冠状动脉内分流栓（目前此种方法最常用）（图4-3-10）。

（3）主动脉与冠状动脉远端的直接灌注（图4-3-11）。也有医生通过特殊设备将动脉血在舒张期注入远端心肌组织（图4-3-12）。

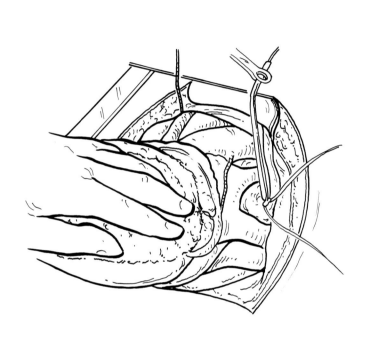

图4-3-5

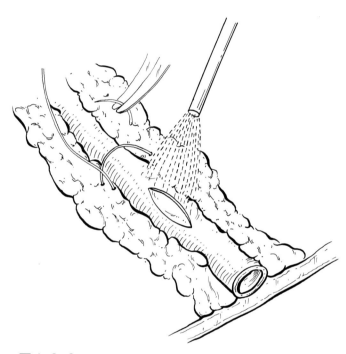

图4-3-6

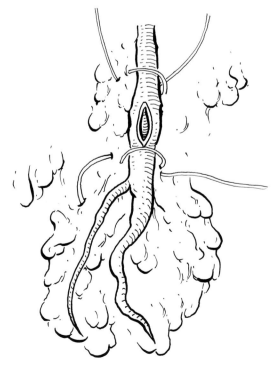

图4-3-7

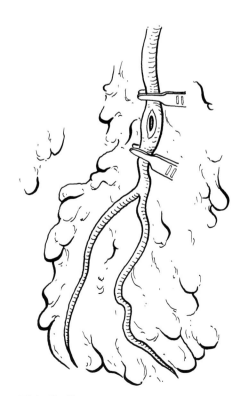

图4-3-8

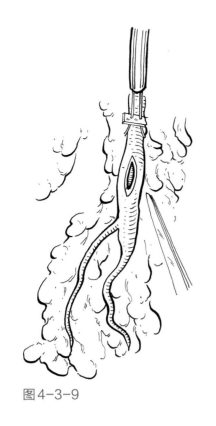

图4-3-9

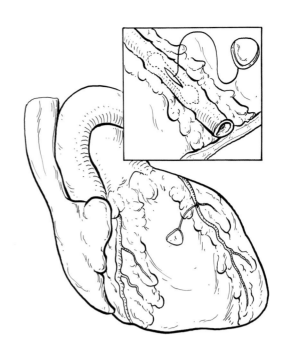

图4-3-10

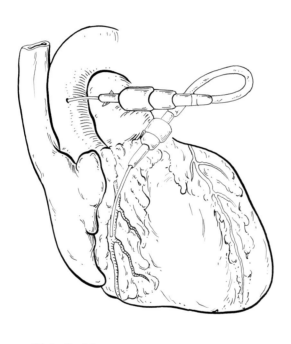

图4-3-11

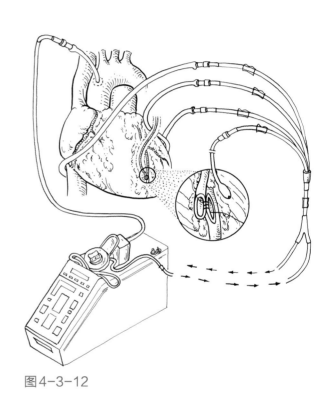

图4-3-12

❸ 吻合方法　与体外循环下的搭桥术不同的是，需首先吻合前降支，使心肌可耐受进一步牵拉及压迫。具体吻合方法详见本章第二节。

术中要点　　　　（1）手术要求麻醉平稳，心率在50~80次/min，肝素1mg/kg，监测ACT>350s。手术时需要麻醉师密切配合，如在吻合不同血管时，需要麻醉师变化手术台的位置，以利显露（图4-3-13）。

（2）血压的维持：由于多角度、大幅度地搬动心脏，可造成血压下降，需要麻醉师密切配合，以患者头低位（图4-3-14）为主，并配合血管活性药物。如果无法维持循环稳定，应及时转为体外循环下的搭桥手术。

术后处理　　　　详见本章第二节。

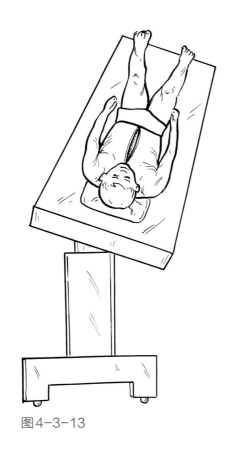

图4-3-13

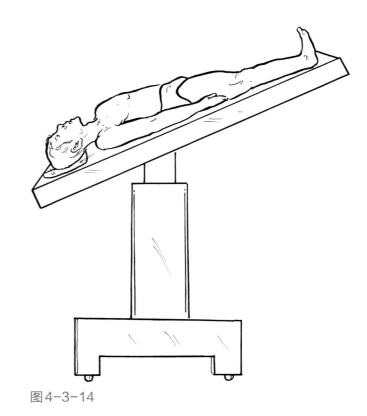

图4-3-14

第四节 冠状动脉内膜剥脱术

适 应 证	冠状动脉完全堵塞或病变弥漫可先行内膜剥脱术。其疗效不如单纯冠状动脉搭桥术好，故应慎重。一般在冠状动脉搭桥术中完成。
禁 忌 证	如冠状动脉粗大，管腔尚好或曾发生过心肌梗死的部位，不宜行内膜剥脱术。
手术步骤	内膜剥脱时，将硬化的内膜远端及其分支完整剥出，勿用暴力，以免远端断裂，堵塞远端。将前壁纵行切开5~10mm，栓芯周围较疏松，用骨膜剥离子分离外膜与带有硬化斑块的心内膜（图4-4-1），充分游离后，钳夹栓芯的近端，轻轻牵拉（图4-4-2）。向远端剥离，缓慢牵拉栓芯予以取出（图4-4-3）。不可暴力或剪刀剪，力求完整，并可见远端分支（图4-4-4）。
术中要点	栓芯取出后要仔细观察是否完整，应尽量充分剥出，否则疗效不佳。
术后处理	因围手术期心肌梗死发生率高，应动态观察心电图及心肌酶谱变化，术后应予抗凝治疗。其余同本章第二节。

153

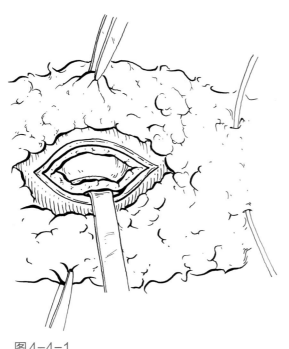

图4-4-1

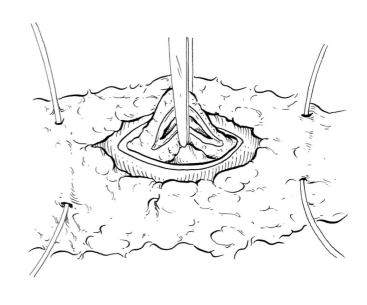

图4-4-2

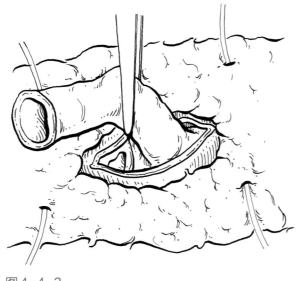

图4-4-3

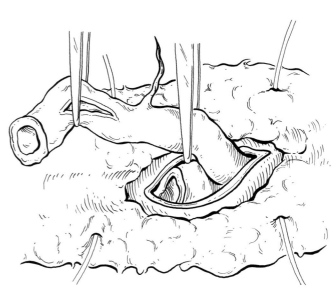

图4-4-4

第五节　　室间隔穿孔的外科治疗

适 应 证	内科治疗血流动力学仍不稳定，可考虑急诊手术，早期病变组织不易缝合，手术危险性大。心肌梗死后4~6周，手术治疗安全。但由于室间隔穿孔后发生急性左心衰、心源性休克的风险极大，有相当一部分患者无法等到4~6周后的稳定期就已经死亡，故近年来有些单位采用急性期使用IABP或ECMO辅助的办法早期手术，也取得了较好的疗效，但急性期手术对术者的要求较高。
麻　　醉	气管插管全身麻醉。

体位及切口	仰卧位，肩胛间垫高。胸骨正中切口。
体外循环	按常规体外循环准备。
手术步骤	❶ 心尖部间隔穿孔修复法　切开左心室梗死区，去除坏死心肌达健康心肌组织，用间断褥式缝合，然后分别穿过两侧心外膜和垫片，最后再用连续缝合法加固缝合（图4-5-1）。
	❷ 后下间隔穿孔修补法　将心尖牵向前方，切除坏死组织，用带垫片缝线间断褥式缝合，从右心室侧进针，穿过补片结扎，将补片置于右心室侧（图4-5-2）。然后用间断褥式缝合，缝线从右心室侧切缘进针，穿过全层，并穿过另一补片将右心室侧缝合（图4-5-3），也可将缝线直接穿过室间隔补片，再用另一组缝线从左心室侧进针穿过另一补片，最后将补片的游离缘缝合在一起（图4-5-4）。

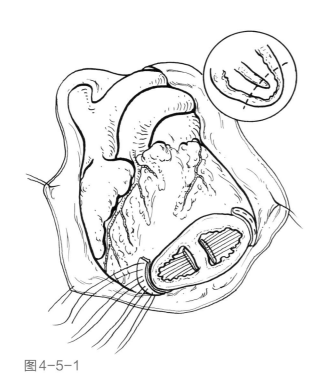

图4-5-1

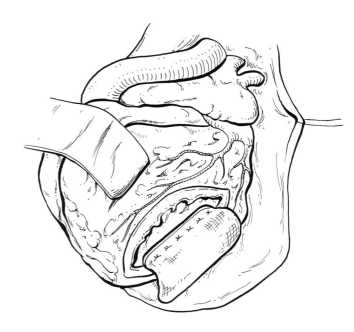

图4-5-2

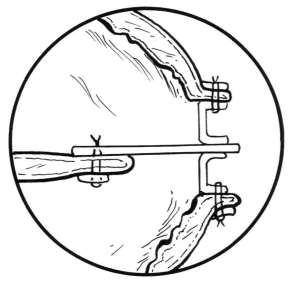

图4-5-3

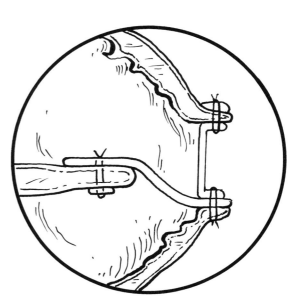

图4-5-4

155

❸ 后上间隔穿孔修补法　用GORE-tex膜作为补片，连续缝合法缝合在室间隔的左心室侧，然后用间断缝合法将补片缝在左心室切口的游离缘上（图4-5-5、图4-5-6），最后用"三明治法"加固缝合心脏切口（图4-5-7）。缝合结果的剖面图效果如图4-5-8。

❹ 前部间隔穿孔修补法　经左心室心肌梗死区作切口显露室间隔穿孔部位，人工补片要足够大，应能覆盖室间隔缺损及周围的室壁梗死区（图4-5-9），用带垫片缝线从右心室侧进针，左心室侧出针，并穿过垫片结扎固定（图4-5-10）。用间断褥式缝合将左、右心室壁切口缘及室间隔补片游离缘一次性缝合在一起，最后连续缝合加固（图4-5-11）。缝合结果的剖面图效果如图4-5-12。

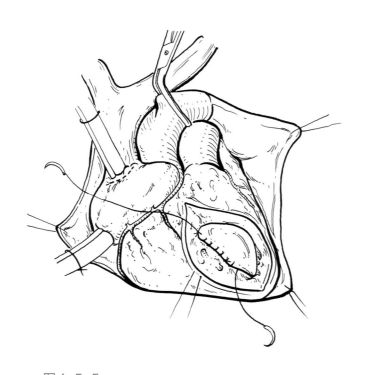

图4-5-5

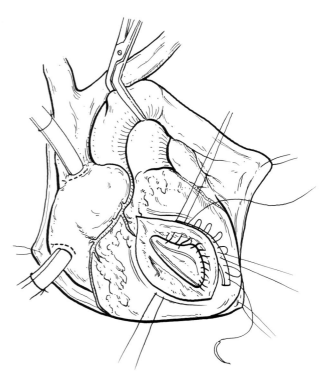

图4-5-6

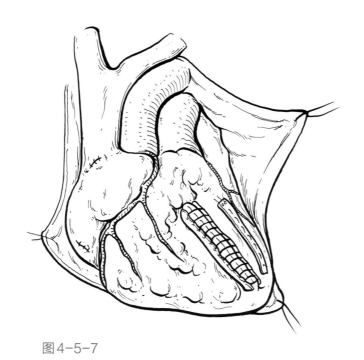

图4-5-7

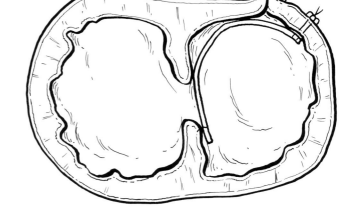

图4-5-8

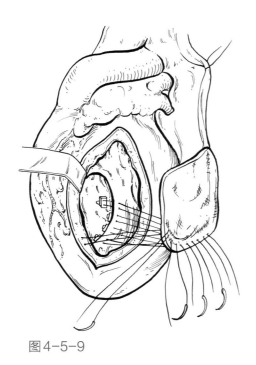

图4-5-9

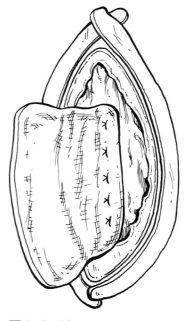

图4-5-10

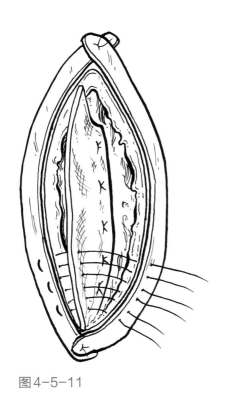

图4-5-11

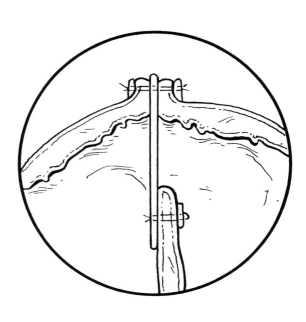

图4-5-12

术中要点	术中注意探查，防止渗漏，多发穿孔。术中缝线必须缝在健康心肌上，防止术后延迟性间隔破裂。补片要足够大，以维持左心室的正常几何形状，减少切口张力。
术后处理	由于术前不同程度存在左心室收缩功能减低，术后注意心功能维持，必要时尽早用主动脉内球囊反搏（IABP）或ECMO辅助。防治室性心律失常。

第六节　　室壁瘤切除术

适 应 证	室壁瘤小，左心室舒张末压正常，无附壁血栓及心律失常，左心室造影或心脏彩超提示未见明确的矛盾运动，只需行冠状动脉旁路移植手术，如室壁瘤巨大影响心功能，应手术治疗。
禁 忌 证	如患者室壁瘤巨大，EF（左心室射血分数）<20%，冠状动脉病变广泛，三支病变，血管条件不适合旁路移植，则可考虑心脏移植手术。
麻　　醉	气管插管全身麻醉。
体位及切口	仰卧位，肩胛间垫高。胸骨正中切口。
体外循环	按常规体外循环准备。
手术步骤	❶ 如室壁瘤直径<2cm，且心腔内无血栓，可在心外直接折叠缝合（图4-6-1）。 ❷ 如室壁瘤直径范围在2~4cm时，可在切除室壁瘤后直接用"三明治法"缝合心脏切口（图4-6-2）。切除纤维化瘤壁时保留与正常心肌之间的部分瘤壁，以利于缝合（图4-6-3）。 ❸ 室壁瘤直径>4cm时，可采用Dor氏手术法行左心室重建术。切开瘤体后，切除纤维化心肌组织（图4-6-4），用双头针的一端由瘤壁外进针，沿正常心肌边缘平行褥式缝合，最后由瘤壁穿出，与另一端打结（图4-6-5）。再用人工补片剪成与心室切口一样的形状（图4-6-6），沿正常心肌与瘤壁交界处连续缝合（图4-6-7），最后用毡片加固缝合心脏切口（图4-6-8）。
术中要点	术中要注意乳头肌的位置和二尖瓣的情况，不能影响左心室的形态。
术后处理	术前多不同程度地存在左心室收缩功能障碍，如果术后出现低心排血量综合征，应尽早应用IABP或ECMO辅助。其余同本章第二节。

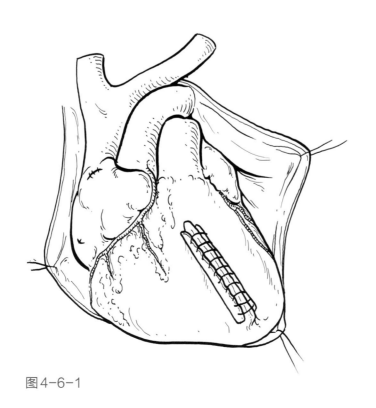

图4-6-1

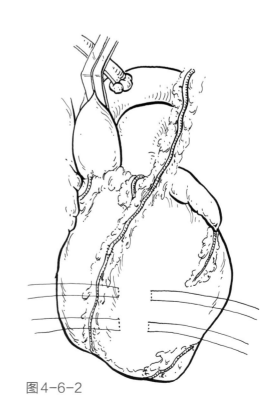

图4-6-2

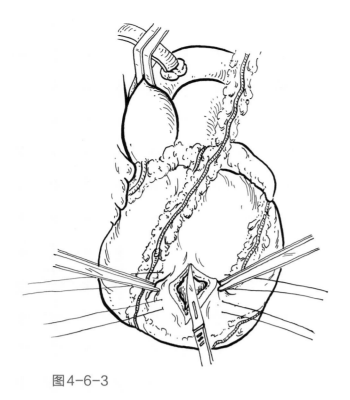

图4-6-3

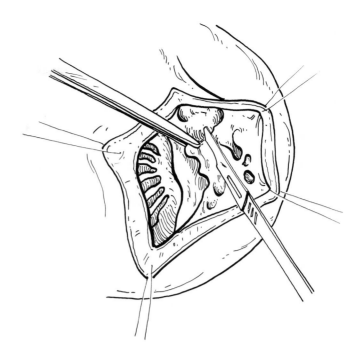

图4-6-4

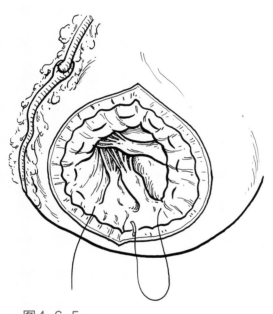

图4-6-5

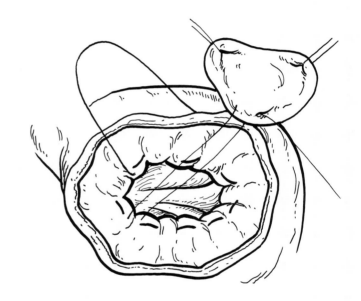

图4-6-6

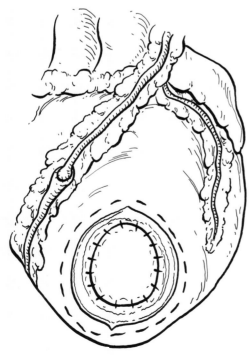

图4-6-7

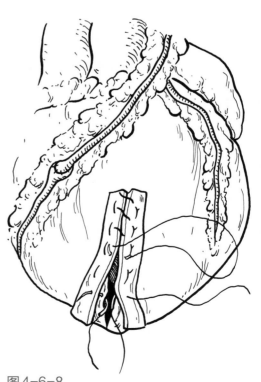

图4-6-8

第五章
主动脉手术

第一节

胸主动脉瘤

第二节

主动脉夹层手术

扫描二维码，观看本书所有手术视频

第一节　胸主动脉瘤

<table>
<tr><td>适 应 证</td><td>

❶ 主动脉窦部或升主动脉直径>5.5cm，或直径增长率>0.5cm/a，症状如胸痛及神经受累，表现明显。

❷ 单纯退行性病变，粥样硬化性病变，主动脉弓部扩张直径>5.5cm也应进行手术治疗。

❸ 慢性主动脉夹层或降主动脉瘤样扩张，降主动脉直径>5.5cm，或每年增长超过0.5cm，需外科手术治疗。

❹ 主动脉炎性病变，伴有主动脉瓣关闭不全的白塞综合征或大动脉炎等。
</td></tr>
<tr><td>禁 忌 证</td><td>重要脏器功能不全，不能耐受手术者；不可逆脑损害者。</td></tr>
<tr><td>麻 醉</td><td>气管插管全身麻醉。</td></tr>
<tr><td>体位及切口</td><td>仰卧位，胸骨正中切口。</td></tr>
<tr><td>体外循环</td><td>较普通体外循环手术复杂，需要在深低温停循环加单侧脑灌注下完成。动脉插管一般采用腋动脉及股动脉插管。静脉插管可在开胸后行上、下腔静脉直接插管或使用股静脉插管技术。深低温停循环期间脑保护可采用选择性直接脑灌注或经上腔静脉逆行脑灌注的方法。</td></tr>
<tr><td>手术步骤</td><td>主动脉的处理可行主动脉全弓置换术（图5-1-1），主动脉全弓置换术加"象鼻"手术（图5-1-2），主动脉半弓置换术（图5-1-3），单纯升主动脉置换术（图5-1-4）及降主动脉置换术（图5-1-5）。</td></tr>
</table>

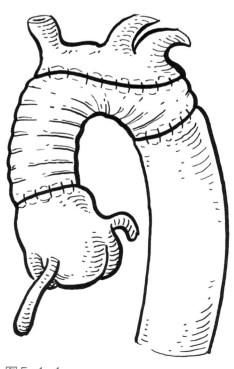

图5-1-1

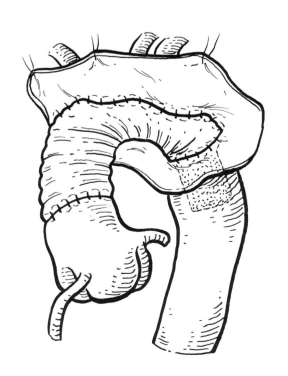

图5-1-2

❶ Bentall手术　Bentall手术包括带瓣膜人工血管置换主动脉瓣和升主动脉根部，原位移植左、右冠状动脉。

在主动脉瓣环上方切除主动脉，游离出左、右冠状动脉，并将开口按纽扣状切下。用双头针带垫片褥式缝于主动脉瓣环上，缝合要严密，防止出血（图5-1-6）；落入人工带瓣血管后，在冠状动脉开口相应部位的人工血管壁上开口，与冠状动脉吻合（图5-1-7）。为预防人工血管成角，可用另外一段人工血管先与升主动脉近心端吻合，然后将人工血管端端吻合（图5-1-8）。

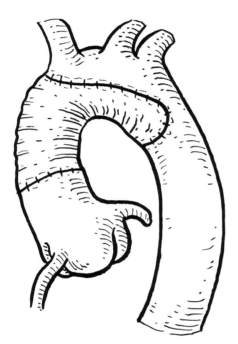

图5-1-3

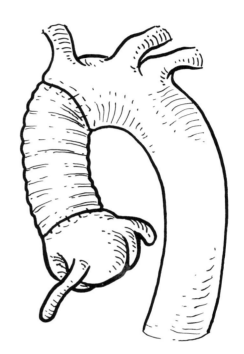

图5-1-4

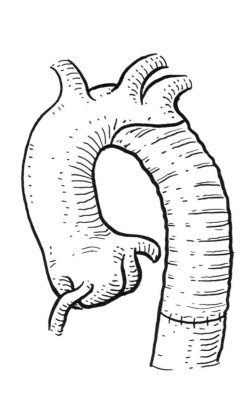

图5-1-5

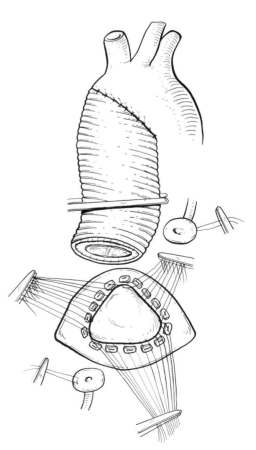

图5-1-6

如果血管瘤的管腔较大，可保留瘤壁而不游离冠脉，病变血管切除范围见图5-1-9，近心端沿左冠与无冠窦交界方向，切至主动脉瓣环上端5mm处（图5-1-10）。切除主动脉瓣，并缝合带瓣管道行主动脉置换，拉紧缝合线（图5-1-11）。在左、右冠状动脉开口处相对应的位置切开1.5cm直径的侧孔（图5-1-12），用5-0 Prolene线将左右冠状动脉端侧吻合于两侧侧孔，先左冠状动脉后右冠状动脉（图5-1-13）。检查吻合口有无明显出血。连续缝合端端吻合人造血管远端（图5-1-14）。若吻合口渗血明显，可将残留的瘤壁部分再次缝合，与右心耳分流（图5-1-15、图5-1-16）。

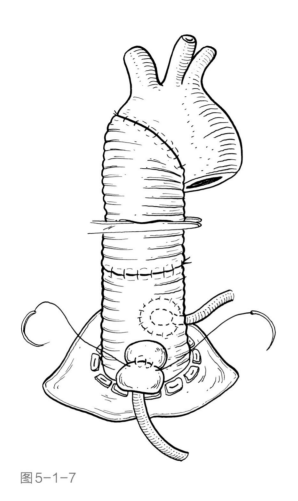

图5-1-7

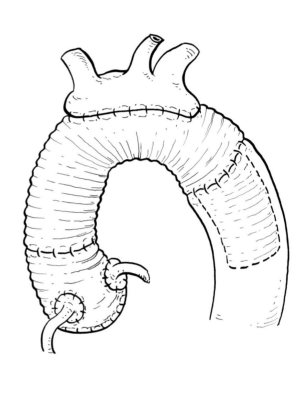

图5-1-8

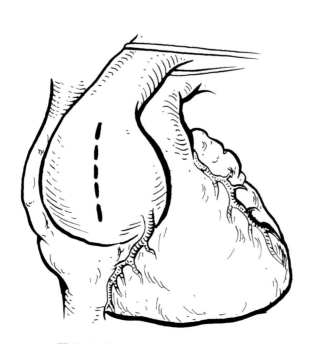

图5-1-9

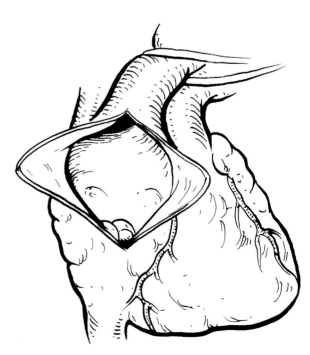

图5-1-10

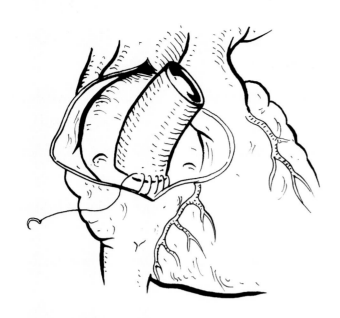

图 5-1-11

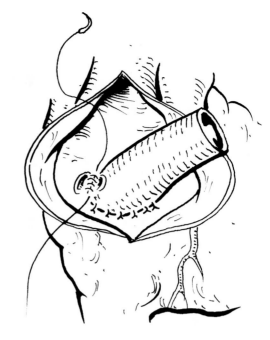

图 5-1-12

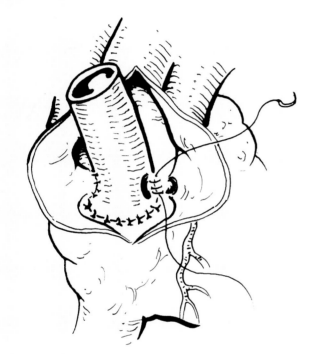

图 5-1-13

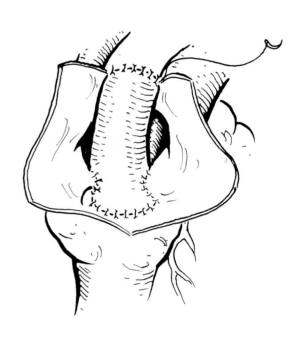

图 5-1-14

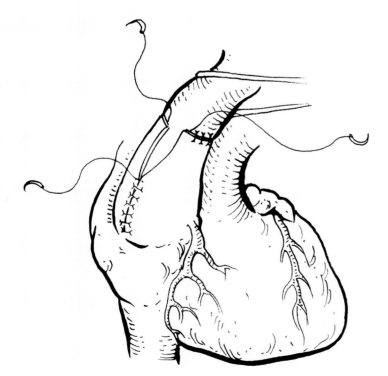

图 5-1-15

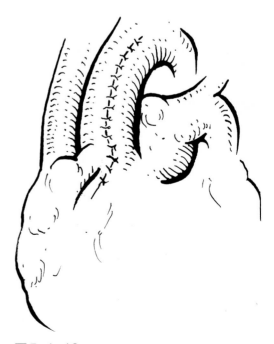

图 5-1-16

❷ Cabrol手术　主要手术流程与Bentall相似，两侧冠状动脉通过一直径10mm的人造血管连接，后行人造血管与升主动脉根部的侧侧吻合（图5-1-17）。

改良Cabrol手术，使用直径10mm的血管与左冠状动脉开口端端吻合，另一端与主动脉行端侧吻合（图5-1-18）。而右冠状动脉开口以纽扣片的方式端侧吻合于人工血管根部（图5-1-19）。

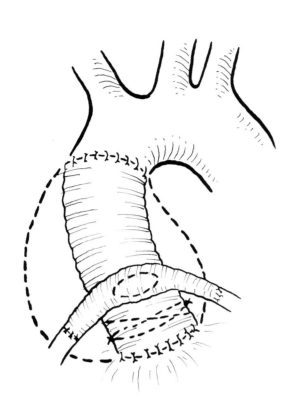

图5-1-17

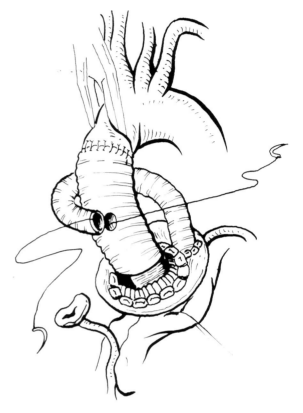

图5-1-18

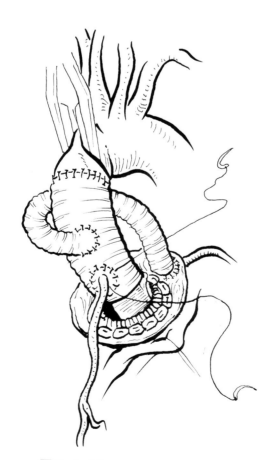

图5-1-19

❸ 系列David手术

（1）Ⅰ型David手术（再植法）：注意探查主动脉瓣结构，确保瓣叶结构完好。切除病变的主动脉壁而保留主动脉瓣。于主动脉瓣环上3~5mm平行切除主动脉窦壁，形成波浪形的结构（图5-1-20），并游离两侧冠脉开口成纽扣片。2-0垫片线自内向外预置于瓣环一周，缝合人工血管。悬吊主动脉瓣交界。残余逗留组织连续缝合于人工血管内壁。原位吻合两侧冠状动脉。人工血管远端端端吻合于主动脉（图5-1-21）。

（2）Ⅱ型David手术（重建法）：分离与探查同前。将人造血管的一端按照主动脉窦壁结构剪成相应的波浪结构（图5-1-22），然后使用4-0聚丙烯线将人造血管端端吻合于主动脉根部（图5-1-23）。

（3）Ⅲ型David手术（改良重建法）：手术特点为应用Teflon条加固了主动脉瓣环以防止其后期扩张。分离与探查同前。将长条状补片缝合于主动脉瓣环处（图5-1-24），而后吻合两侧冠脉（图5-1-25）。

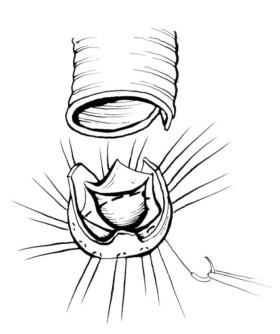

图5-1-20

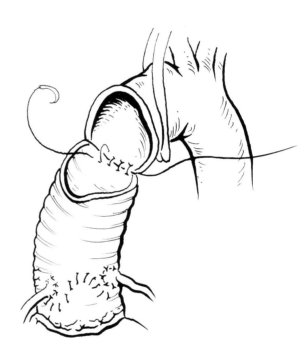

图5-1-21

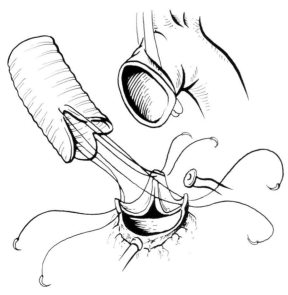

图5-1-22

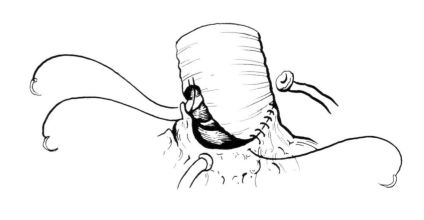

图5-1-23

167

❹ Wheat手术　该手术适用于没有主动脉窦部扩张，且两侧冠状动脉开口无明显上移的患者。保留两侧冠脉开口周围的组织片，切除其余的主动脉壁。先完成主动脉瓣置换术（图5-1-26），之后将人工血管近心端修剪为相应的形状，行端端吻合，其他步骤如前（图5-1-27）。

❺ 主动脉全弓置换术

（1）病变血管切除范围见图5-1-28，如果头臂血管开口处未受累及，可将其周围正常的主动脉壁一并切下，形成血管岛以利吻合，即"岛状吻合"。远端主动脉切除往往显露困难，可先行部分切开。行远端吻合，采取开放式吻合技术，采用3-0 Prolene线连续缝合，并常规加用"象

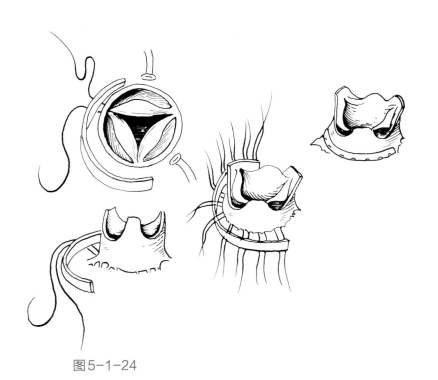

图5-1-24

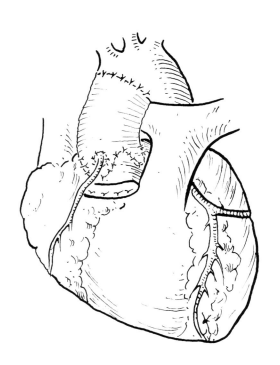

图5-1-25

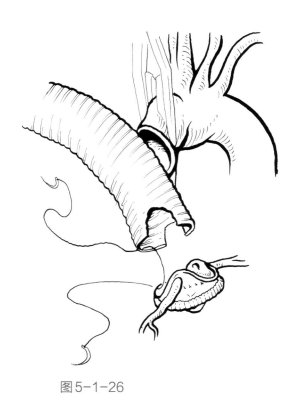

图5-1-26

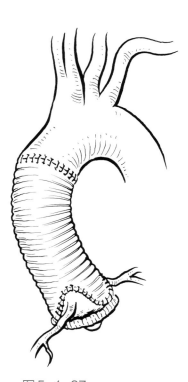

图5-1-27

168

鼻"技术：把人工血管近端向内翻入远端人造血管内，并用粗丝线做牵引（图5-1-29），将此人工血管放入远端主动脉腔内，把折缘与主动脉断端作连续全层缝合（图5-1-30）。最后将翻入的人工血管近端拉出与头臂血管岛状片行连续缝合（图5-1-31）。然后通过顺行或逆行脑灌注来完成脑血管排气，并将吻合处充满。钳夹人工血管的近端，通过其侧支开始顺行全身灌注（图5-1-32）。如果主动脉根部无病变且主动脉瓣功能正常，可将人工血管与升主动脉直接吻合（图5-1-33），否则需用带瓣人工血管行主动脉根部替换加冠状动脉移植，见前Bentall手术。

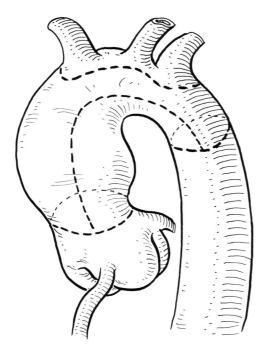

图5-1-28

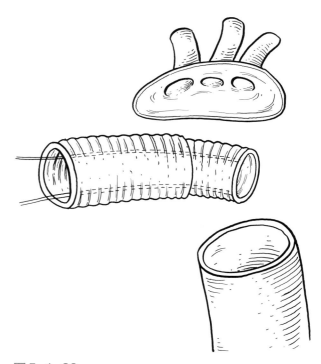

图5-1-29

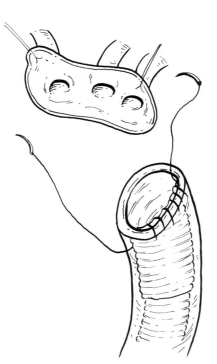

图5-1-30

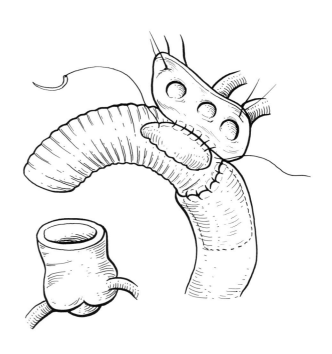

图5-1-31

169

（2）若头臂干受累，应使用四分叉的人工血管进行人工血管置换。将主动脉于左锁骨下动脉远端1cm处横断，并将人工血管的远端与降主动脉近心端端端吻合（图5-1-34）。经股动脉排气后恢复下半身循环（图5-1-35）。将四分叉血管对应分支与左锁骨下动脉吻合，后将人造血管近心端与升主动脉吻合（图5-1-36），并恢复全流量逐渐复温（图5-1-37）。然后吻合头臂干、左颈总动脉，吻合分支后便开放分支（图5-1-38、图5-1-39）。

❻ 主动脉半弓置换术　切除主动脉弓的小弯侧，然后将人工血管修剪成相应的形状，先缝后壁，一定要确实，因为开放循环后该处操作困难（图5-1-40）。通过顺行或逆行脑灌注来完成脑血管的排气。钳夹人工血管的近端，通过其侧支开始顺行全身体外循环灌注。近端一般采用人工血管对人工血管的吻合方式，这样能形成合适的血管弯曲（图5-1-41）。

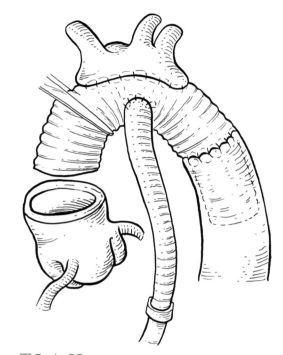

图5-1-32

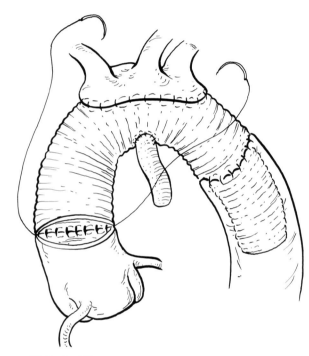

图5-1-33

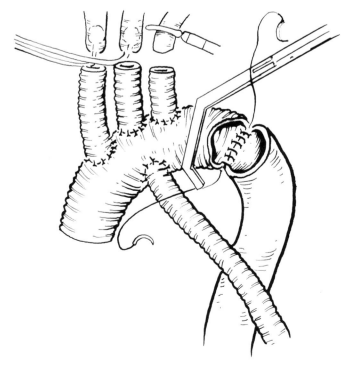

图5-1-34

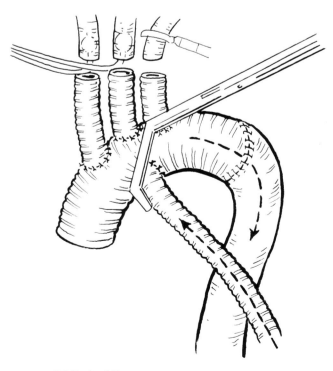

图5-1-35

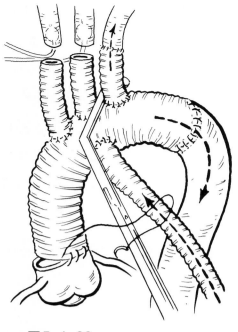

图 5-1-36

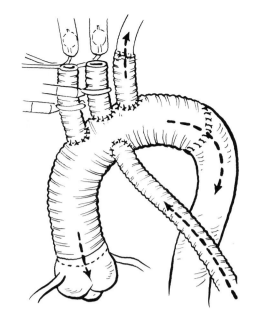

图 5-1-37

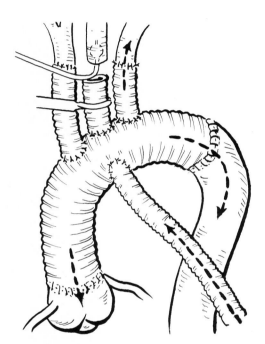

图 5-1-38

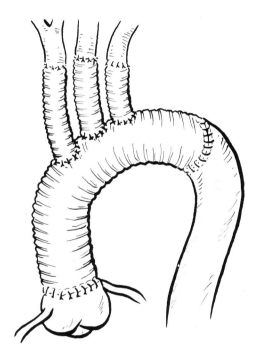

图 5-1-39

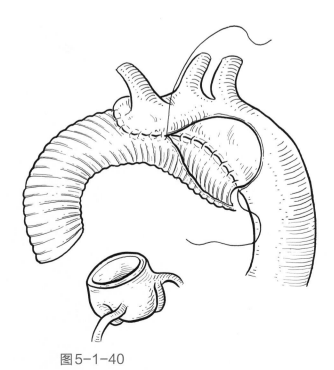

图 5-1-40

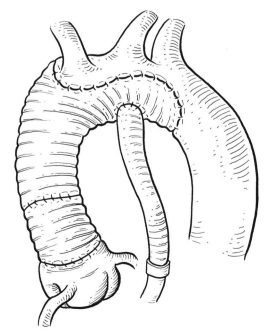

图 5-1-41

171

❼ 降主动脉人工血管置换术　右侧卧位，左肩背部垫高，经左侧第4肋或5肋行左后外侧切口，使用深低温停循环逆行灌注，近心端于左锁骨下动脉与左颈总动脉之间阻断血管，远心端阻断瘤体远端，纵行切开后清除血栓（图5-1-42、图5-1-43）。缝闭前4对肋间后动脉，切除瘤体，人工血管置换，先缝合近心端（图5-1-44），移动阻断钳到人工血管，检查吻合后出血情况（图5-1-45）。切除瘤体时应注意保持第8胸椎以上的肋间动脉，必要时保留带有肋间动脉的主动脉壁，之后与人工血管吻合，最后端端吻合人工血管远端与降主动脉（图5-1-46）。

术中对于降主动脉瘤本身不作过度游离，因为不易分开，一旦破裂出血将无法控制。要保护第5~8肋间动脉，如果手术操作时间长，可通过股动脉灌注来保护脊髓功能。

对于上述手术，术中操作轻柔准确，吻合口要平顺，对位精确。缝线既要拉紧又不要撕脱。吻合升主动脉人工血管，要注意心脏空虚与膨胀后的区别，确定人工血管长度，防止心脏复跳后成角。尽可能缩短体外循环深低温停循环时间，选择合适的脑保护方法。近年来出现了处理远端的新技术，即术中向远端放置自膨式支架人工血管，然后将弓部人工血管缝在该支架人工的近心端，以简化手术程序。

术后处理　在术后早期应严格控制血压，可以降低吻合口出血的风险。一般成人收缩压术后早期控制在100~130mmHg。维持充足的心脏前负荷，保证机体的有效灌注。注意神经系统的功能改变，如神志状态及肢体活动情况。主动脉手术后并发症发生率较高，需术后全面和仔细监测。

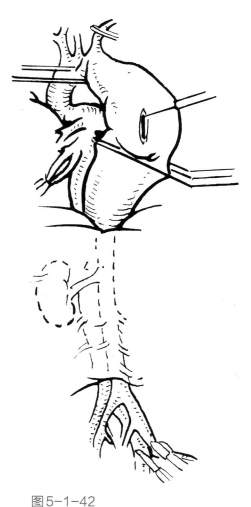

图5-1-42

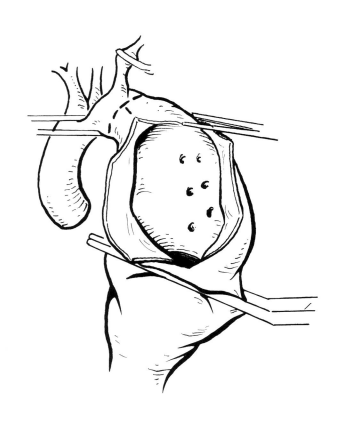

图5-1-43

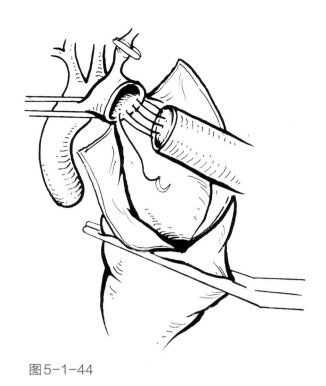

图5-1-44

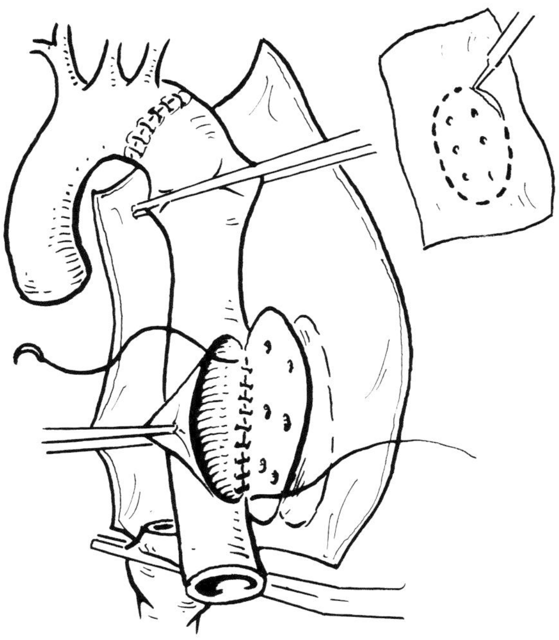

图5-1-45

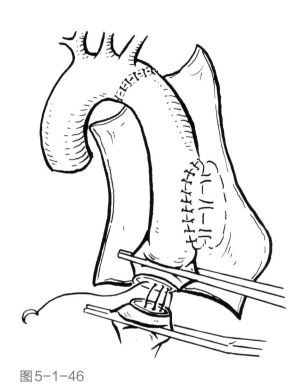

图5-1-46

第二节　　主动脉夹层手术

DeBakey分型　　Ⅰ型：夹层累及升主动脉、主动脉弓部、胸主动脉、腹主动脉大部或全部（图5-2-1）。

Ⅱ型：夹层累及升主动脉（图5-2-2）。

Ⅲ型：又分为Ⅲa型、Ⅲb型。Ⅲa型夹层累及胸主动脉，Ⅲb型夹层累及胸主动脉、腹主动脉大部或全部（图5-2-3）。

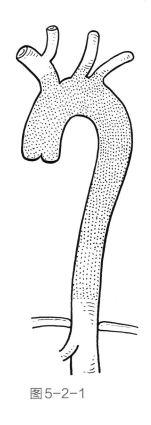

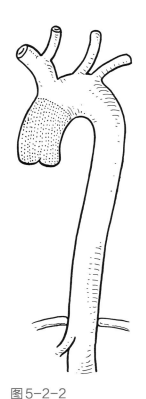

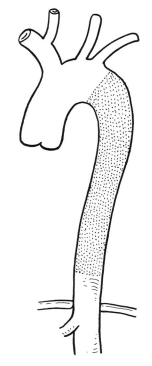

图 5-2-1   图 5-2-2   图 5-2-3

一　　　　DeBakey Ⅰ型、Ⅱ型主动脉夹层的手术治疗

适　应　证　　DeBakey Ⅰ型、DeBakey Ⅱ型主动脉夹层，无论是急性期或慢性期，均采取以手术治疗为主。

DeBakey Ⅲ型主动脉夹层急性期可采用内科介入治疗或杂交手术方式。出现以下征象时，应急诊手术：主动脉破裂征象（大量胸腔积血、出血性休克）；主动脉破裂倾向者（药物治疗不能控制高血压、疼痛不能缓解、主动脉直径短期内迅速增大）；重要脏器供血障碍。慢性期患者，如主动脉直径不断增大或有局限隆起者，也应采用手术治疗。

麻　　　醉　　气管插管全身麻醉。

体位及切口　　仰卧位。胸骨正中切口，如需同时行弓部及头臂血管替换，向左颈部延长切口。

体外循环　　较普通体外循环手术复杂，需要在深低温停循环下完成。动脉插管一般采用腋动脉及股动脉插管。静脉插管可在开胸后行上、下腔静脉直接插管或使用股静脉插管技术。深低温停循环期间脑保护可采用选择性直接脑灌注或经上腔静脉逆行脑灌注方法。

手术步骤　　升主动脉替换术：右锁骨下动脉插动脉管，右心房插静脉引流管，于右上肺静脉放置左心引流管。需同时完成弓部替换术或"象鼻"手术（elephant trunk）（详见本章第一节）。

切开升主动脉检查血管内膜受累情况及破口位置（图5-2-4）。如果夹层未累及主动脉瓣或冠状动脉开口，可行单纯升主动脉置换术（图5-2-5），在主动脉窦管交界处横断升主动脉，"三明治法"处理近心端，然后与人工血管作吻合（图5-2-6）。

如果夹层范围较广，累及主动脉根部，或合并主动脉瓣关闭不全，则需要行主动脉根部置换术（详见本章第一节）。

如果夹层累及主动脉窦，但未累及冠状动脉开口及主动脉瓣，可行主动脉根部成形术。在主动脉窦管交界处横断升主动脉，把人工血管片剪成合适形状，与近端主动脉缝合（图5-2-7），再与口径相当的人工血管行端端远端吻合（图5-2-8）。

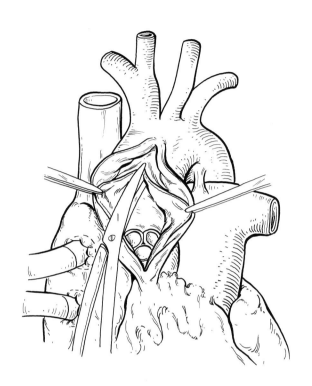

图5-2-4

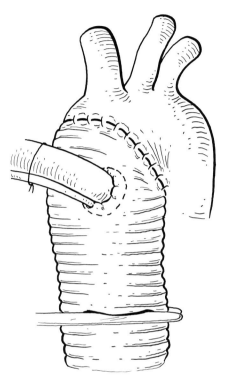

图5-2-5

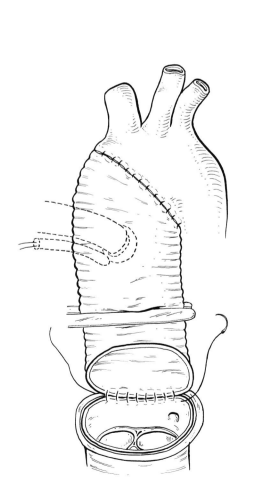

图5-2-6

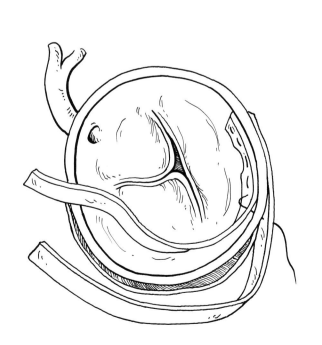

图5-2-7

如果夹层累及主动脉瓣，引起主动脉瓣关闭不全及冠状动脉开口，但主动脉瓣环无显著扩张，可行保留主动脉瓣的根部置换术。先游离出左、右冠状动脉开口，切除升主动脉达主动脉瓣环上3~5mm（图5-2-9），人工血管近心端按主动脉瓣窦形状剪成扇贝状，将其与主动脉窦壁对应连续缝合，瓣交界固定于人工血管"扇贝"的交界处，注意保持主动脉瓣环的自然形状，防止主动脉瓣关闭不全（图5-2-10）。最后将游离的冠状动脉开口吻合到人工血管上。缝合完毕可用注水试验检查有无主动脉瓣关闭不全（Yacoub方法）。另一种方法是沿主动脉瓣上平行弧形切除主动脉窦壁，将主动脉瓣环固定到人工血管内（图5-2-11），然后将主动脉瓣叶交界处的主动脉壁按自然形状固定在人工血管上（图5-2-12），该方法术后能减少残余窦扩张的并发症（David I方法）。

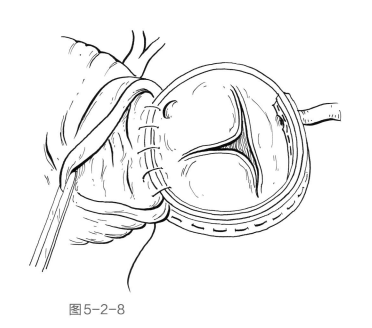

图5-2-8

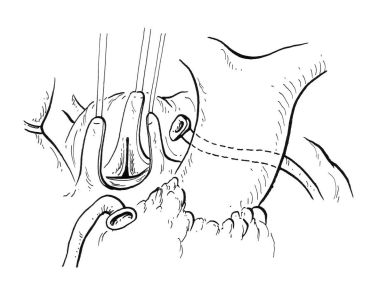

图5-2-9

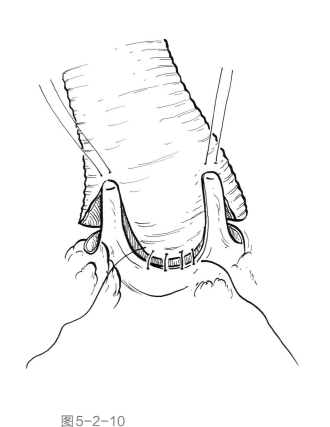

图5-2-10

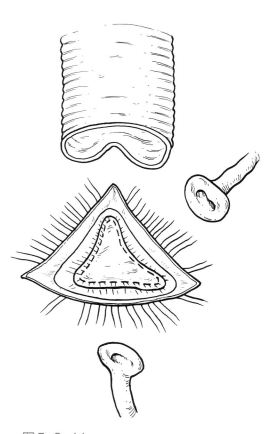

图5-2-11

远心端的处理	深低温停循环后行选择性脑灌注。探查远心端。夹层未累及主动脉弓者，在病变远端横断升主动脉，与人工血管端端吻合。夹层累及升主动脉、主动脉弓，远端假腔较小，可于无名动脉开口近端横断主动脉，用"三明治法"或生物胶闭合假腔，与人造血管端端吻合（图5-2-13）（也可同样处理近心端）。夹层累及升主动脉及主动脉弓者，根据累及的范围，可行部分主动脉弓或全弓替换术（详见本章第一节）。
	近来也有人采用术中向远端放置自膨式支架人工血管，然后将弓部人工血管缝在该支架近心端的方法。
孙氏手术	在横断三个分支后，缝闭左锁骨下动脉的近心端，置入可膨胀覆膜支架到降主动脉，支架边缘与降主动脉近心端对齐（图5-2-14、图5-2-15），之后吻合四分叉血管与支架的边缘（图5-2-16），恢复下半身灌注。将

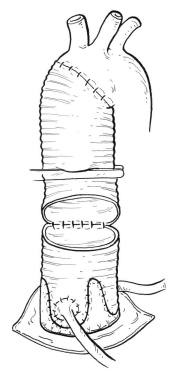

图5-2-12

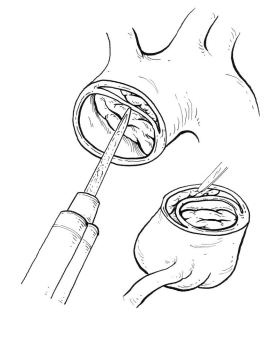

图5-2-13

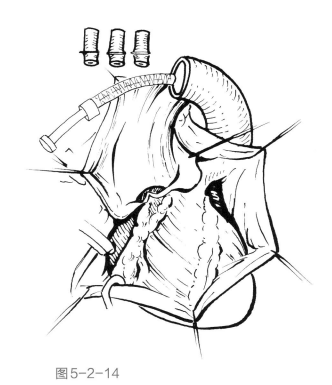

图5-2-14

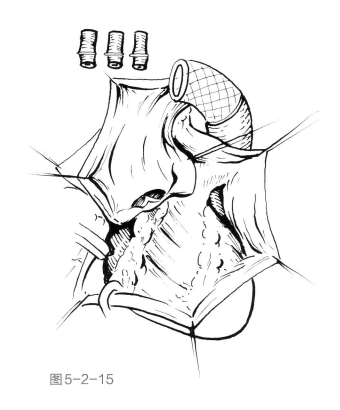

图5-2-15

177

四分叉相应分支血管与左颈总动脉吻合（图5-2-17），吻合人工血管近心端，排气复温（图5-2-18），再先后吻合左锁骨下动脉和无名动脉（图5-2-19、图5-2-20）。

术中要点　由于主动脉质量差，在吻合口处需加毡条，缝合要针距均匀，缝线要拉紧。人工血管的长度处理非常重要，因为空虚状态下明显短缩。如果过长，在开放循环后可造成扭曲，过短可造成局部张力大，增加吻合出血的风险。术中渗血常见，可给予血液制品如纤维蛋白原、冷沉淀等。术中常规使用自体血回输装置。

术后处理　应严格控制血压，减少吻合口出血的风险。一般成人收缩压术后早期控制在100~130mmHg。要保证机体的有效灌注，必须维持充足的心脏前负荷。注意神经系统的功能改变，如神志状态及肢体活动情况。

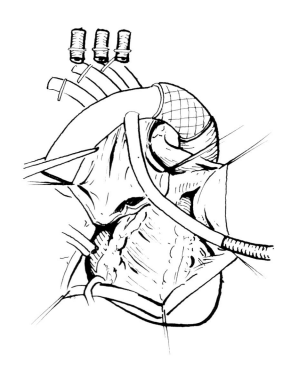

图5-2-16

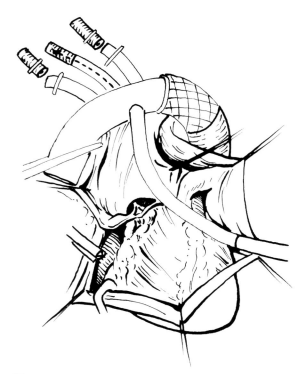

图5-2-17

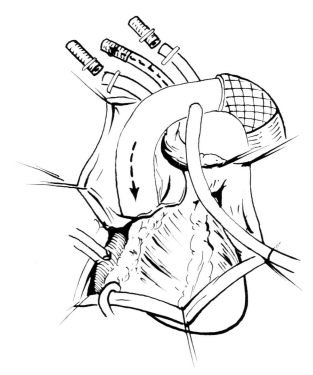

图5-2-18

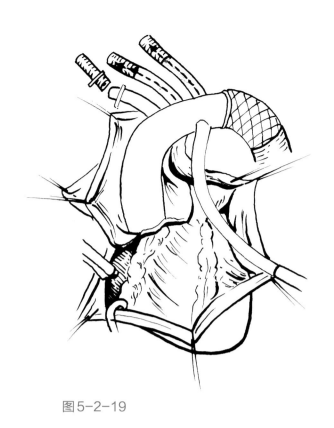

图 5-2-19

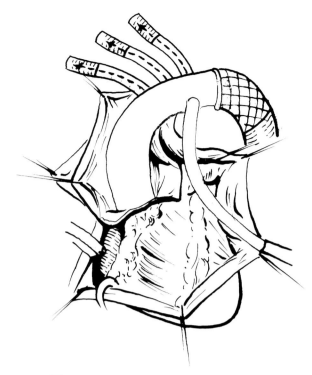

图 5-2-20

二　　DeBakey Ⅲ型主动脉夹层的手术治疗

麻　　醉	气管双腔插管全身麻醉。
体位及切口	患者取右侧90°卧位，左胸后外侧切口，第4肋间入胸。如果主动脉夹层远端显露较差或拟行全胸主动脉替换术，可切断第5肋骨或在第7肋间另做切口。
体外循环	股股转流法，左心转流法（图5-2-21），深低温停循环法。
手术步骤	胸后游离出左颈总动脉远端的主动脉弓。保护迷走神经、膈神经及喉返神经，避免损伤肺动脉和食管。在左颈总动脉与左锁骨下动脉之间阻断主动脉及左锁骨下动脉。于第5和第6肋间动脉水平阻断远端主动脉。纵行切开主动脉壁，查看破口位置，真假腔及左锁骨下动脉开口位置（图5-2-22）。缝闭第1~5对肋间动脉开口（图5-2-23）。在左锁骨下动脉开口远端横断胸主动脉，行与人工血管的端端吻合（图5-2-24）。根据远端主动脉夹层的病变情况决定人工血管的置换长度：如果远端主动脉增粗不明显，可在第5肋间动脉水平横断主动脉，用"三明治法"闭合假腔后，与人工血管行端端吻合。如果远端主动脉有病变，则在膈肌上阻断主动脉，将第6~12对肋间动脉开口处主动脉壁修剪成一血管岛（图5-2-25），做肋间动脉开口与人造血管的端侧吻合（图5-2-26）。
术中要点	术中要特别注意脑保护及脊髓保护。脑保护除需低温外，还应行选择性顺行脑灌注。处理降主动脉病变时要重建第8肋间动脉以后的肋间动脉。下肢动脉压监测。
术后处理	控制术后血压，防止血压过高导致吻合口出血。观察四肢特别是下肢动脉变化，了解夹层是否继续剥离及动脉吻合口是否通畅。监测尿量与肾

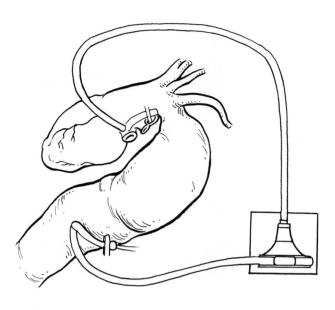

图 5-2-21

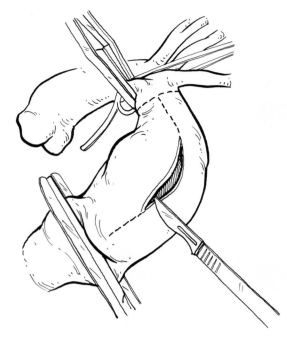

图 5-2-22

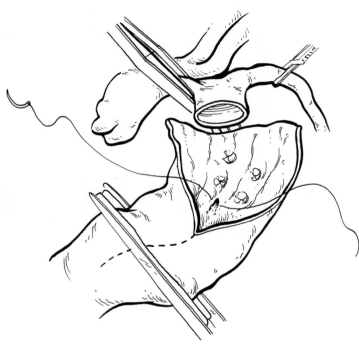

图 5-2-23

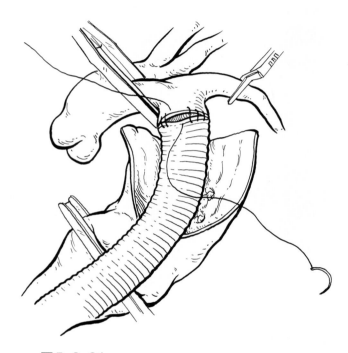

图 5-2-24

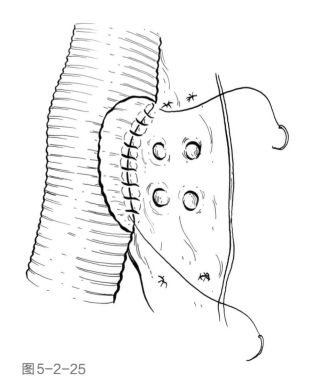

图 5-2-25

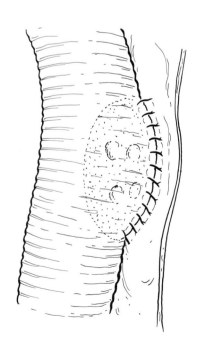

图 5-2-26

功能指标，及时纠正低血容量。密切注意神经系统变化。

介入手术　　对于部分累及主动脉起始部靠近左锁骨下动脉的动脉瘤或B型夹层，可以选用创伤较小的杂交手术。先行外科手术，使用8mm直径的人工血管，两侧分别端侧吻合于左锁骨下静脉与左颈总动脉，并于近心端横断左锁骨下动脉。然后行介入手术于锁骨下动脉处放置膨胀支架（图5-2-27）。

对于主动脉弓不受累的患者，也可应用"弓上去分支手术"，在胸骨上端小切口，于升主动脉处端侧吻合三分支的人工血管，将人工血管与横断的三个分支端端吻合，随后介入完成支架植入（图5-2-28）。

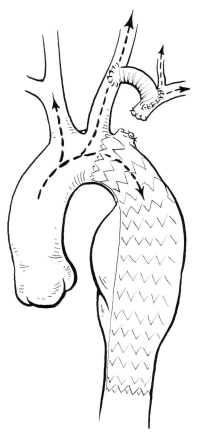

图5-2-27

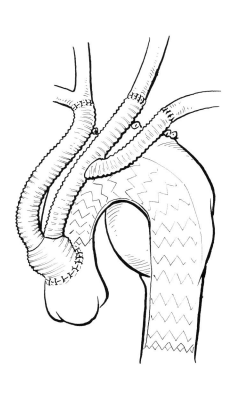

图5-2-28

第六章

其他手术

第一节

心房颤动

第二节

心脏黏液瘤

扫描二维码，
观看本书所有
手术视频

第一节　　心房颤动

房颤发生的 可能机制	❶　心脏存在异位的自主起搏点，如肺静脉（图6-1-1）、心房（图6-1-2）等。
	❷　心房大折返激动多个小的折返（图6-1-3）。
	❸　上述两个过程同时出现（图6-1-4）。
适 应 证	❶　经内科治疗无效的阵发性或持续性心房颤动。
	❷　合并其他心脏疾病，如心脏瓣膜疾病、冠心病需冠脉旁路移植术、先心病或房颤伴心内血栓等。
禁 忌 证	❶　非房颤原因引起的左心功能不全。
	❷　左心房内径明显扩大超过87mm。
	❸　合并严重肥厚梗阻型心肌病。
	❹　多脏器功能衰竭。
麻 醉	气管插管全身麻醉。

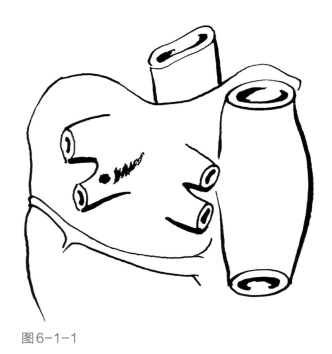

图6-1-1

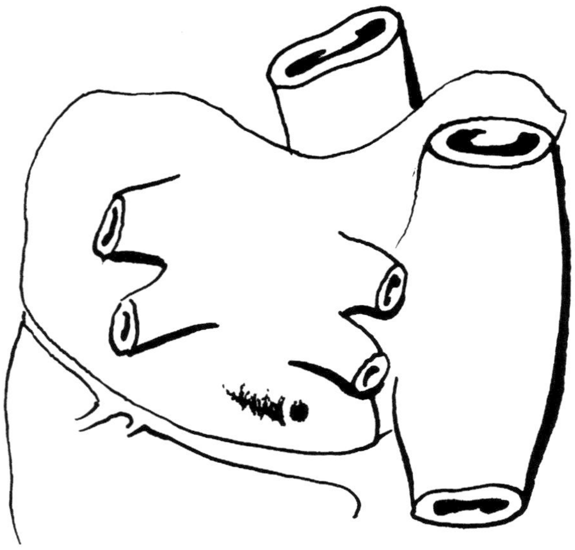

图6-1-2

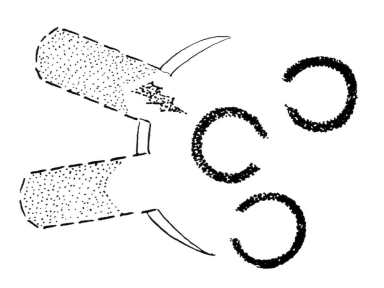

图6-1-3

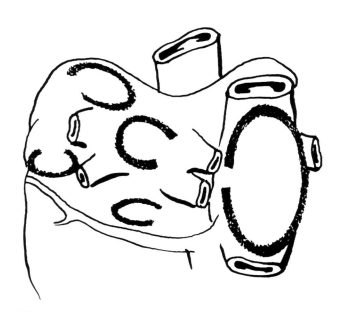

图6-1-4

| 体位及切口 | 仰卧位，胸骨正中切口。 |

| 体外循环 | 常规建立体外循环，中低温。 |

| 手术步骤 | ❶ Cox Ⅲ型迷宫手术　充分游离上、下腔静脉，左心房顶部及肺静脉处心包反折，经右上肺静脉插入左心房减压管，心脏跳动下行右心房切口，共计5条切线和2处冷冻。 |

（1）切除右心耳，距右心耳尖部2cm处（图6-1-5）。

（2）由右心耳向右心房的外侧做斜3cm切口。

（3）平行终嵴，在其外侧1cm处做2cm纵切口，上、下靠近上、下腔静脉。

（4）缝合右心房下部切口，距下腔插管处3cm，垂直于上一切口，向房室沟做横切口（图6-1-6）。

此处距离三尖瓣环约3cm，心内吸引器抵住冠状静脉窦吸引以保证视野清晰（图6-1-7），由内侧逐层划开心内膜、心房肌至三尖瓣环，确保划至脂肪垫，此处注意勿损伤右冠状动脉（图6-1-8）。使用−60℃在三尖瓣环处冷冻2min（图6-1-9）。6-0 Prolene线缝合切口至靠近房室沟处的心内膜（图6-1-10）。

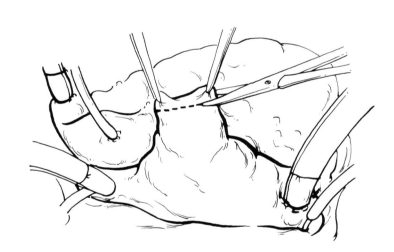

图6-1-5

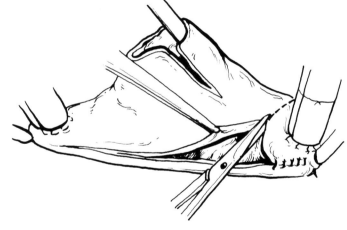

图6-1-6

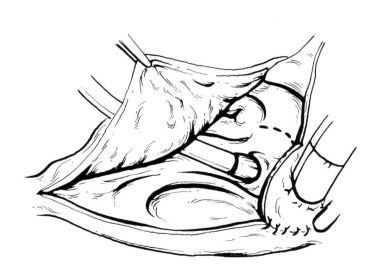

图6-1-7

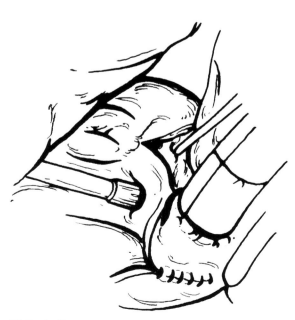

图6-1-8

（5）在右心耳外侧切口的对面，做右心耳的前侧切口，朝向右侧房室沟（图6-1-11）。此处距离三尖瓣环3cm，如上一切口，由内侧逐层划开心内膜、心房肌至三尖瓣环，确保划至脂肪垫，此处注意勿损伤右冠状动脉（图6-1-12）。使用-60℃在三尖瓣环处冷冻2min（图6-1-13）。6-0 Prolene线缝合切口内侧然后转至外侧缝合（图6-1-14、图6-1-15）。以上为心脏搏动下完成右心房切口及冷冻。

在心脏停搏下完成房间隔及左心房切口，共计4条切线和2处冷冻。

（1）经房间沟纵行切开左心房，在房间隔向下剪开卵圆窝至Todaro腱，不可损伤此处（图6-1-16）。

（2）于左心房纵切口两侧，环绕右上、右下肺静脉至左上、左下肺静脉之间，剪开左心房后壁组织，保留左上、左下肺静脉之间的心肌连续（图6-1-17）。

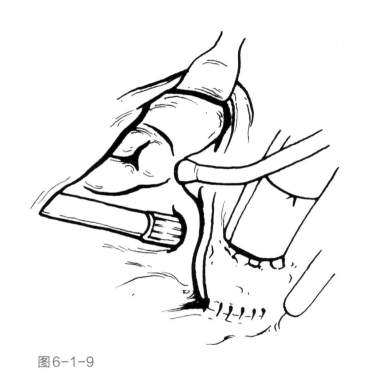

图6-1-9　　　　　　　　　　　　　　　　　图6-1-10

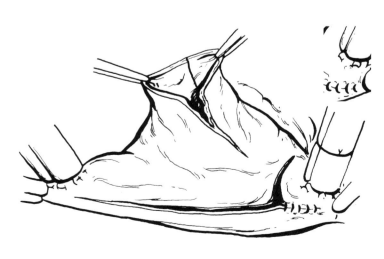

图6-1-11

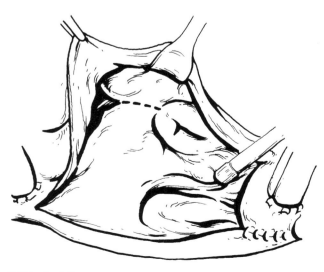

图6-1-12

186

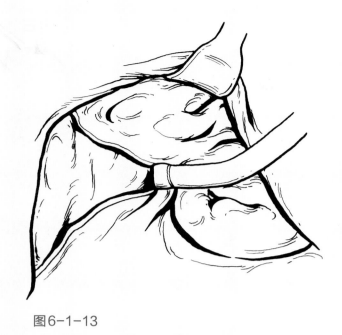

图6-1-13

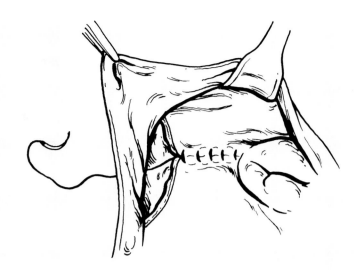

图6-1-14

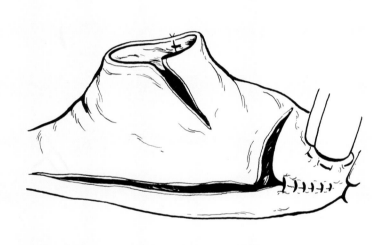

图6-1-15

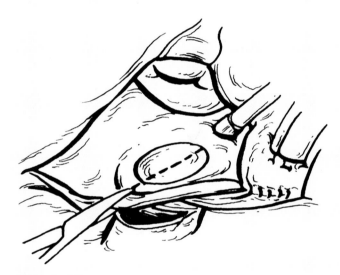

图6-1-16

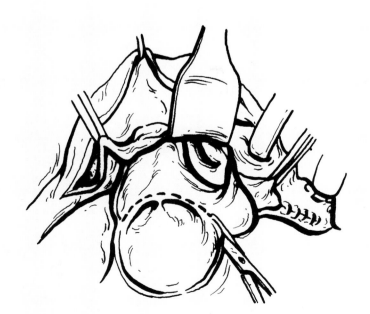

图6-1-17

187

（3）将左心耳内翻，并于根部切除（图6-1-18）。在此切口与左上、左下肺静脉之间的心肌连续处－60℃冷冻2min（图6-1-19），缝合左心耳根部切口（图6-1-20）。

（4）于右下、左下肺静脉之间的中点向二尖瓣后瓣环做切口，切开心内膜、肌肉，注意勿损伤此处冠状静脉窦和左侧回旋支（图6-1-21），于此处－60℃冷冻二尖瓣后瓣环3min（图6-1-22），缝合切口（图6-1-23）。

（5）行同期的瓣膜手术后，4-0 Prolene线依次缝合左上、左下肺静脉周围切口至右上、右下肺静脉开口（图6-1-24）。而后缝合房间隔切口（图6-1-25）、房间沟切口（图6-1-26）、左心房和右心房残余切口（图6-1-27、图6-1-28）。

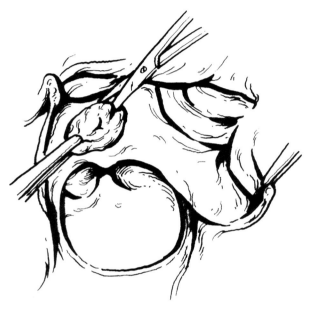

图6-1-18

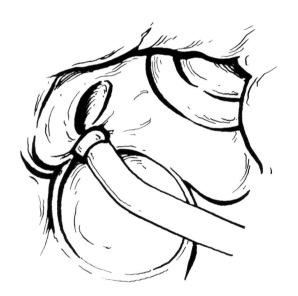

图6-1-19

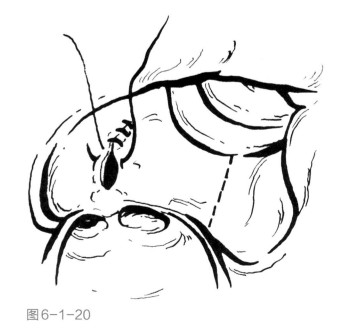

图6-1-20

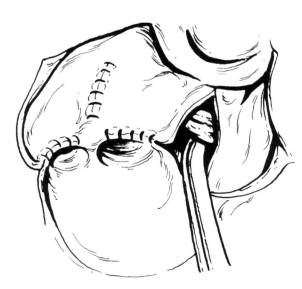

图6-1-21

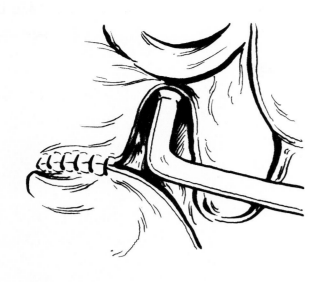

图6-1-22

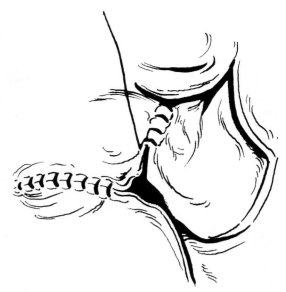

图6-1-23

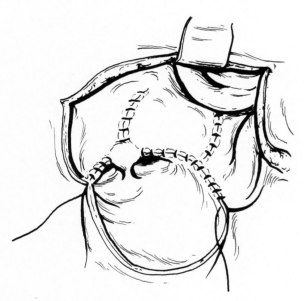

图6-1-24

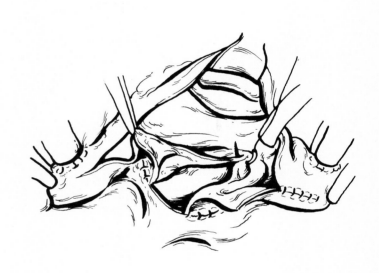

图6-1-25

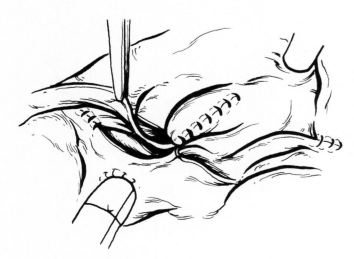

图6-1-26

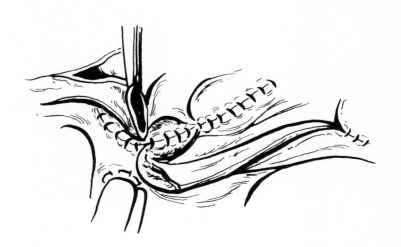

图6-1-27

（6）继续使用4-0 Prolene线缝合右心房下段的横切口（图6-1-29），而后缝合终嵴旁纵切口（图6-1-30）、右心房外侧斜切口（图6-1-31）和右心耳切口（图6-1-32）。完全缝合完毕心房切口。排气，开放主动脉。手术整体线路，如图6-1-33、图6-1-34所示。

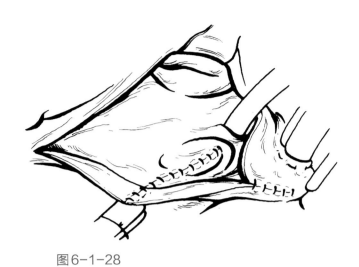

图6-1-28

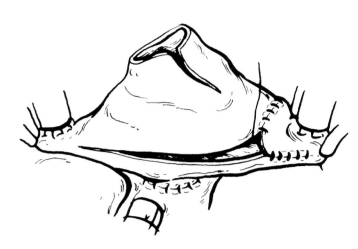

图6-1-29

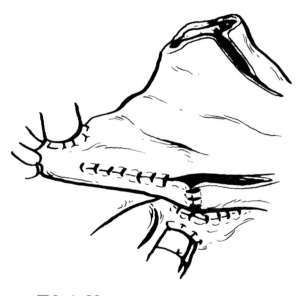

图6-1-30

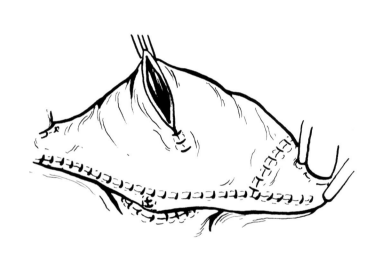

图6-1-31

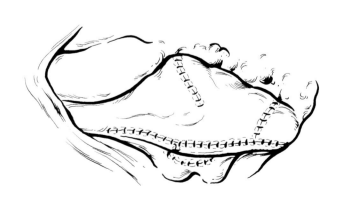

图6-1-32

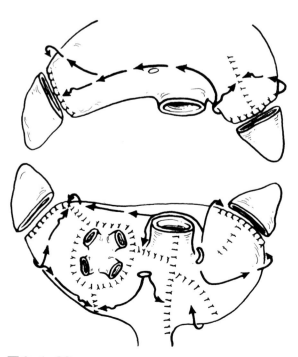

图6-1-33

❷ Cox Ⅳ型迷宫手术　即应用射频、冷冻等手段消融的迷宫手术，介入手术常应用单极射频消融，外科手术直视下可应用更为透壁的双极消融。可在体外循环辅助下完成右侧迷宫手术及右肺静脉隔离术，随后在心脏停搏下施行左侧迷宫手术，线路如图6-1-35。

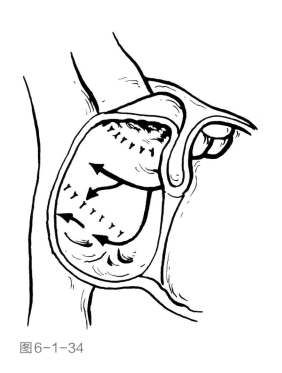

图6-1-34

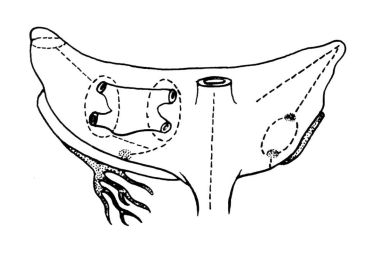

图6-1-35

第二节　　心脏黏液瘤

适 应 证	❶	左心房黏液瘤，一旦确诊都应手术治疗。
	❷	黏液瘤造成二尖瓣口梗阻，药物治疗无法缓解，急诊手术。
	❸	占位脱落引起梗死，生命体征平稳应尽早手术。
禁 忌 证	❶	占位脱落造成栓塞，引起生命体征不平稳者。
	❷	占位造成二尖瓣梗阻严重，急性肺水肿。
麻　　醉		气管插管全身麻醉。
体位及切口		仰卧位，胸骨正中切口。
体外循环		建立体外循环时应尽量避免搬动心脏、触碰黏液瘤，常规建立体外循环，浅低温。
手术步骤	❶	左心房黏液瘤切除术　双房切口，于房间沟总切口切开左心房，于上、下腔静脉之间纵行切开右心房，显露卵圆窝（图6-2-1），使用尖刀于卵圆窝处纵行切开一小切口探查瘤体附着点，使用10号丝线缝合牵引瘤体附着点的右心房侧，向上下扩大卵圆孔切口，而后距离瘤蒂附近1cm

切除附着的房间隔组织，连同瘤体一起取出（图6-2-2、图6-2-3）。大量清水冲洗心房，探查左右心内有无残留的瘤体组织及瓣膜的功能。补片修补房间隔缺损（图6-2-4），依次修补左、右心房切口（图6-2-5、图6-2-6）。

❷ 右心房黏液瘤切除术　在处理右心房较大的黏液瘤时，可经股静脉下腔静脉插管，上腔静脉插管尽量靠近右心房侧（图6-2-7），行右心房外侧切口暴露右心房黏液瘤。距离瘤蒂附近1cm切除附着的房间隔组织，连同瘤体一起取出（图6-2-8）。大量清水冲洗心房，若附着在房间隔，应补片修补房间隔。

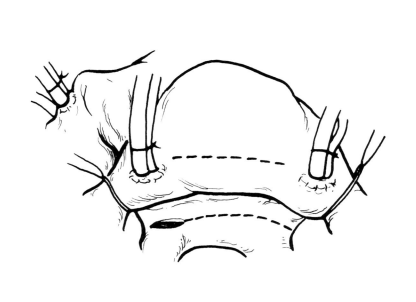

图6-2-1

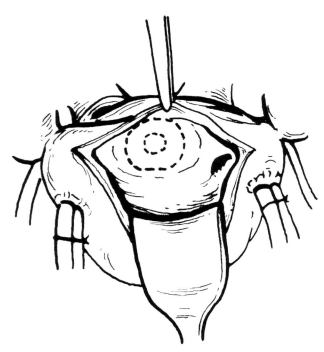

图6-2-2

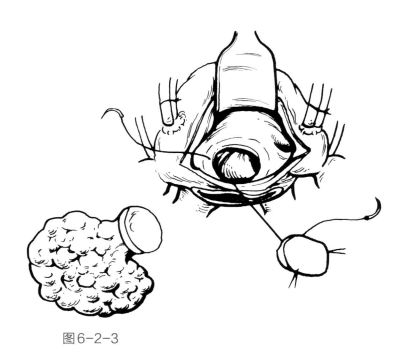

图6-2-3

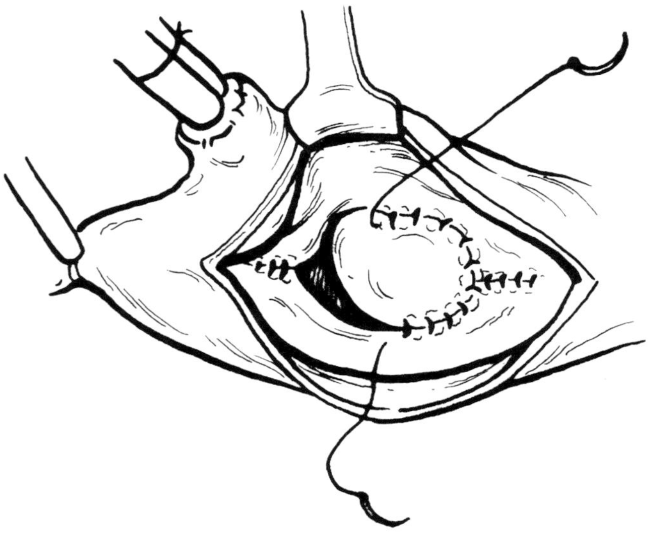

图6-2-4

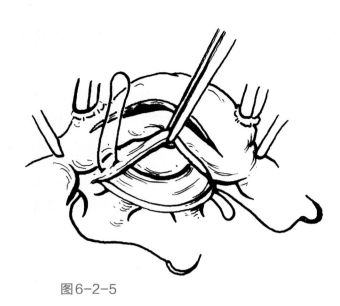

图6-2-5

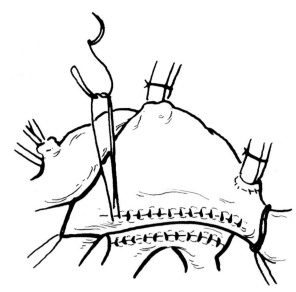

图6-2-6

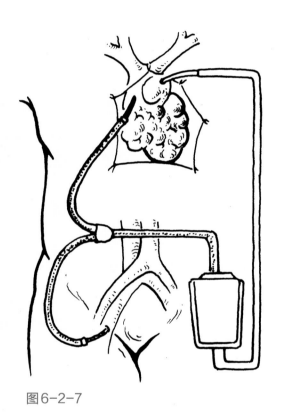

图6-2-7

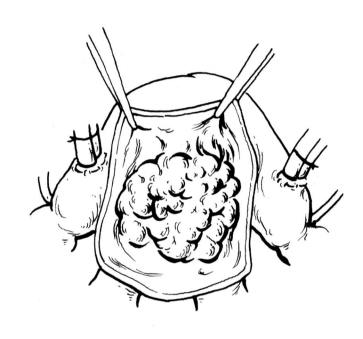

图6-2-8

参考文献

1. 易定华，徐志云，王辉山 . 心脏外科学 [M]. 2 版 . 北京：人民军医出版社，2016.

2. 胡盛寿，黄方炯 . 冠心病外科治疗学 [M]. 北京：科学出版社，2003.

3. 孙立忠 . 主动脉外科学 [M]. 北京：人民卫生出版社，2012.

4. 吴清玉 . 心脏外科学 [M]. 济南：山东科学技术出版社，2003.

5. 丁文祥，苏肇伉 . 小儿心脏外科学 [M]. 济南：山东科学技术出版社，2000.

6. Donald Doty. Cardiac Surgery: Operative Technique[M]. 2nd ed. Philadelphia: Elsevier Saunders, 2012.

7. Cohn LH, Adams DH. Cardiac Surgery in the Adult[M]. 5th ed. New York: McGraw-Hill Education, 2017.

8. Mavroudis C, Backer CL. Pediatric cardiac surgery[M]. 4th ed. New Jersey: Blackwell publishing Ltd., 2013.

9. Kouchoukos NT, Blackstone EH, Hanley FL, et al. Kirklin/Barratt-Boyes cardiac surgery: morphology, diagnostic criteria, natural history, techniques，results, and indications[M]. 4th ed. Philadelphia: Elsevier Saunders, 2013.

10. Khonsari S, Sintek CF. Cardiac Surgery: Safeguards and Pitfalls in Operative Technique, 4th ed[M]. Philadelphia: Lippincott Williams & Wilkins, 2008.

11. Carpentier A. Carpentier's Reconstructive Valve Surgery[M]. Amsterdam Elsevier, 2010.

12. JonasRA. Comprehensive Surgical Management of Congenital Heart Disease[M]. 2nd ed. London: Taylor & Francis Group, 2014.

正文中融合的手术视频

ER 1-1-1	体外循环建立
ER 1-1-2	侧切口体外循环建立
ER 2-1-1	动脉导管结扎
ER 2-2-1	房缺补片修补术
ER 2-3-1	侧切口三房心矫治术
ER 2-4-1	室间隔缺损修补术
ER 2-5-1	肺动脉瓣交界切开术
ER 2-5-2	法洛四联症矫治术
ER 2-10-1	（心内型）完全肺静脉异位连接矫正术
ER 2-17-1	肺动脉吊带矫治术

ER 3-2-1	二尖瓣人工腱索植入	
ER 4-1-1	乳内动脉获取	
ER 4-2-1	CABG近心端吻合	
ER 4-2-2	CABG前降支吻合	
ER 4-2-3	CABG钝缘支吻合	

登录中华临床影像库步骤

公众号登录	扫描二维码 关注"临床影像库"公众号	

点击"影像库"菜单
进入中华临床影像库首页

 临床影像及病理库　　发消息

✔ 人民卫生出版社有限公司

内容涵盖200多家大型三甲医院临床影像诊断和病理
诊断中曾诊断的所有病种。每个病例在介绍病…

168篇原创内容
IP属地：北京
84个朋友关注

影像库　　＞

服务支持

内容支持　　技术支持　　我要投稿

网站登录　　输入网址 medbooks.ipmph.com/yx
进入中华临床影像库首页

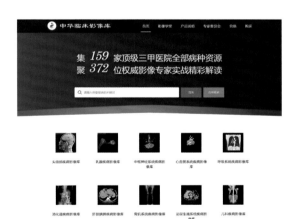

进入中华临床
影像库首页　　PC端点击首页"兑换"按钮
注册或登录　　移动端在首页菜单中选择"兑换"按钮

输入兑换码，点击"激活"按钮
开通中华临床影像库的使用权限

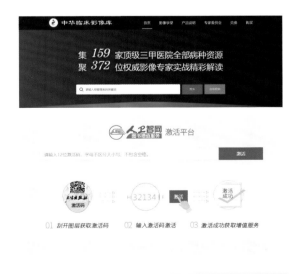

图书在版编目（CIP）数据

心脏外科手绘手术图谱：精准手绘＋操作视频＋要点
注释／徐国成，张永，韩秋生主编 . —北京：人民卫
生出版社，2023.5
ISBN 978-7-117-34375-6

Ⅰ.①心…　Ⅱ.①徐…　②张…　③韩…　Ⅲ.①心脏外
科手术 – 图谱　Ⅳ.①R654.2-64

中国国家版本馆 CIP 数据核字（2023）第 020253 号

心脏外科手绘手术图谱——精准手绘＋操作视频＋要点注释
Xinzang Waike Shouhui Shoushu Tupu——Jingzhun Shouhui＋Caozuo Shipin＋Yaodian Zhushi

主　　编	徐国成　张　永　韩秋生
出版发行	人民卫生出版社（中继线 010-59780011）
地　　址	北京市朝阳区潘家园南里 19 号
邮　　编	100021
E – mail	pmph @ pmph.com
购书热线	010-59787592　010-59787584　010-65264830
印　　刷	北京盛通印刷股份有限公司
经　　销	新华书店
开　　本	787×1092　1/8　　印张：27.5
字　　数	419 千字
版　　次	2023 年 5 月第 1 版
印　　次	2023 年 5 月第 1 次印刷
标准书号	ISBN 978-7-117-34375-6
定　　价	218.00 元

打击盗版举报电话　010-59787491　　E-mail　WQ @ pmph.com
质量问题联系电话　010-59787234　　E-mail　zhiliang @ pmph.com
数字融合服务电话　4001118166　　　E-mail　zengzhi @ pmph.com

52检